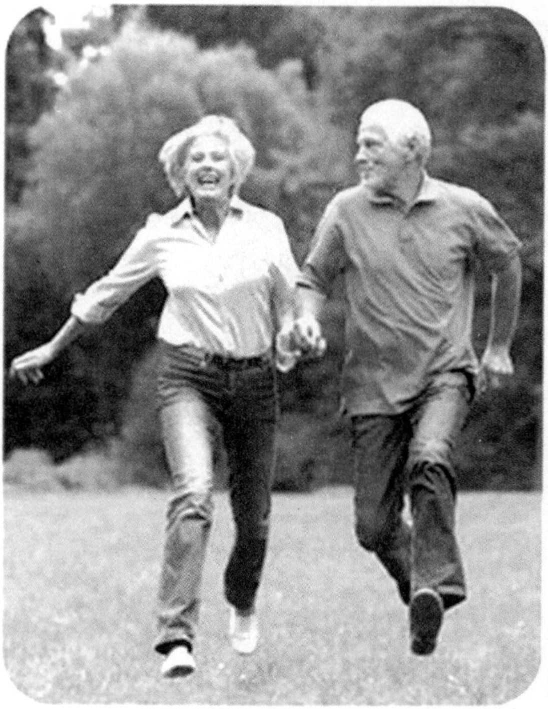

老爸老妈的健康课

苍穹 编著　LaoBaLaoMa DeJianKangKe

中国社会出版社
国家一级出版社★全国百佳图书出版单位

图书在版编目（CIP）数据

老爸老妈的健康课／苍穹编著．—北京：中国社会出版社，2013.8

ISBN 978-7-5087-4474-2

Ⅰ.①老… Ⅱ.①苍… Ⅲ.①老年人—保健—基本知识 Ⅳ.①R161.7

中国版本图书馆 CIP 数据核字（2013）第 136612 号

书　　名： 老爸老妈的健康课
编　　著： 苍　穹
责任编辑： 魏光洁
助理编辑： 赵津莹

出版发行： 中国社会出版社　**邮政编码：** 100032
通联方法： 北京市西城区二龙路甲 33 号新龙大厦
电　话：编辑部：（010）66026807　（010）66061723
邮购部：（010）66081078
销售部：（010）66080300　（010）66085300
（010）66083600
传　真：（010）66051713　（010）66080880
网　　址： www. shcbs. com. cn
经　　销： 各地新华书店

印刷装订： 中国电影出版社印刷厂
开　　本： 155mm×225mm　1/16
印　　张： 18
字　　数： 300 千字
版　　次： 2013 年 9 月第 1 版
印　　次： 2013 年 9 月第 1 次印刷
定　　价： 36.00 元

CONTENTS 目录

序：父母健康，儿女最大的心愿

“常回家看看，回家看看，哪怕给妈妈刷刷筷子洗洗碗，老人不图儿女为家作多大贡献，一辈子不容易，就图个团团圆圆。”每当耳边响起陈红的这首《常回家看看》，都仿佛看见父母站在村口守望的身影。这种记忆是如此刻骨铭心，每每想起，都不由得潸然泪下。

我是从大山里走出来的贫苦农民的孩子，小时候上学，要翻过两座大山，才能到达学校。在上学的路上，有一座破旧的小桥，就在离村口不远的地方。每到多雨的季节，小桥就会被雨水淹没，对成年人来说，并不是很深，但对七八岁的小孩子来说，却有被雨水冲跑的危险。于是，父亲就养成了一个习惯，每当我上学、放学的时候，他都会准时在村口守望，直到我安全过桥。父亲的这个习惯一直保持到我初中毕业，整整9年的时间，父亲从来没有间断过。

如今，我已经远离家乡，来到北京工作，每次回家看望父母的时候，父母依然会站在村口等我，两个老人相依相偎，翘首企盼。当我出现在他们视线里的时候，他们会高兴得像个孩子，快步赶来迎接。我劝过他们很多次，可他们不听，总会准时在那里等候。父亲说，这个习惯改不掉了，有时明明知道我不会回来，他们俩依然会在村口站一会儿，好像这样就能看到我似的。

时间如白驹过隙，一晃二十几年过去了，站在村口守望我的人，已经由年轻力壮的青年人变为年过花甲的老人，但他们的那份执着依然没有变。“慈母手中线，游子身上衣；临行密密缝，意恐迟迟归。”这不正是对父母的真实写照吗？

儿女长大以后，就像风筝一样，越飞越高，去寻找属于自己的那片天地。但无论我们飞多高，父母都会在风筝的那头，静静地守候，他们时刻牵挂着我们，担心我们在外面吃苦受累。父母最大的心愿就是希望儿女常回家看看，但就是这个简单的愿望，有时却很难得到满足。

紧张的工作，忙碌的生活，让很多儿女无暇照顾父母，常回家看看成为一种美好的奢望。于是，那根拴在我们身上的风筝线，就化作了长长的亲情线，只能常打电话嘘寒问暖，并借此表达对父母的思念和惦记。

“爸、妈，最近身体还好吗?”

“妈，天冷了，记得加衣服，小心感冒。”

岁月无情，等儿女长大了，父母却渐渐老去了，他们的身体不再那么挺拔健壮，甚至有些小病也开始找上他们了。父母操劳了大半辈子，辛苦了大半辈子，如今已是桑榆之景，作为儿女，最大心愿就是希望父母永远健健康康的，给儿女一个回报他们的机会。

在父母面前，我常常觉得自己很笨，不知道如何说出我爱你。于是，将所有的关心和爱诉诸笔端，精心编写了这本《老爸老妈的健康课》。这是一本针对老年人的健康指南，从各个方面来帮助老人了解自己的健康状况，指导他们如何科学养生、防病治病，从而实现延年益寿；里面介绍的方法简单实用，老爸老妈轻轻松松就可以学会。

也许你和我一样，会常常感到遗憾和愧疚，因为在更多平凡的日子里不能常常陪伴在父母的左右，在很多重要的时刻找不到表达爱的方式。那就把遗憾和内疚化作行动吧，送健康给老爸老妈，让健康悄悄地留在他们身边，为亲爱的老爸老妈送上这本精心编制的《老爸老妈的健康课》。

最后，祝愿天下所有的父母都能健康长寿，安享晚年幸福生活!

俗话说，单丝不成线，独木不成林。本书得以顺利完成，是与许多人的大力支持是分不开的，陈艳梅、杨红、邳艳春、王少宇、邳智勇、林少俊、周以云、张贤军、肖晖、廖晓龙、刘双喜、肖永忠、廖学词、杨果、周海英、李宏龙以及社会出版社的魏光洁老师，对本书给予了许多鼓励和指导，并提出了许多细致的修改意见，在此，我一并表示诚挚的谢意。

第一课
知己知彼，健康更稳

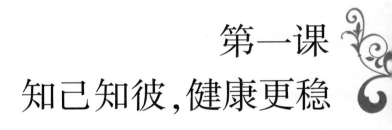

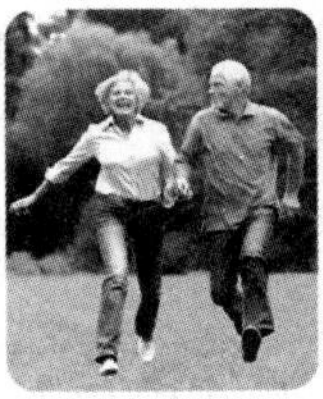

你了解自己的健康状况吗

人到老年，身体的各个器官开始衰老，头发转白，脱落；皮肤弹性减退，皱纹增加，老年性色素斑出现；体内水分减少，脂肪增多；听力减退，眼睑下垂，出现“老花眼”……留意身体的一些细小变化，是进行自我保健的前提，所以，老年朋友应对自己的身体了如指掌。

健康自测

下面的测试，能帮助你了解自己的身体健康状况，请选择适合自己的选项，然后计算得分。

1. 年龄：45～59岁（0分），60～64岁（1分），65～69岁（2分），70～74岁（3分），75～79岁（4分），80～84岁（5分），85岁以上（7分）。

2. 性别：男性（2分），女性（0分）。

3. 体重指数（BMI）：<25（1分），≥25（0分）。BMI = 体重（公斤）/身高的平方（米^2）

4. 你能毫无困难地步行几个街区吗？有点困难（2分），无困难(0分)。

5. 你能毫无困难地推或拉大件物品吗？有点困难（1分），无困难（0分）。

6. 你患有限制日常活动或需吸氧气的慢性肺部疾病吗？有（2分），无（0分）。

7. 你患有糖尿病或血糖增高吗？有（2分），无（0分）。

8. 你有吸烟史吗？有（2分），无（0分）。

9. 你患有癌症吗？有（2分），无（0分）。

10. 你患有充血性心力衰竭吗？有（2分），无（0分）。

11. 你是否因为健康或者记忆问题而无法管理你的钱？是（2分），否（0分）。

12. 你是否因为健康或者记忆问题而在洗澡或者淋浴时遇到过麻烦？是（2分），否（0分）。

自测结果：如果累计分数在9分内，身体状况良好，超过10分就需要坐下来，好好地反思你的生活状态，加强锻炼和营养搭配等；如果累计总分超过14分，赶紧去医院，检查身体各器官有没有潜伏的病，或申请休假，调整心态和生活状态。

专家解答

俗话说，岁月不饶人。研究表明，年龄是最重要的危险因素，但良好的健康状况能减低某些危险因素。研究发现，一位85岁能很好自理日常生活的健康女性，比75岁吸烟且有心衰的男性死亡的危险性更小。所以，老年人一定要在日常生活中养成良好的习惯，平时多观察身体的小变化，做到防微杜渐。

1. 要注意面部的颜色有无变化。如：面部及眼睑有无浮肿，眼内有无发红、分泌物增多；鼻子是否流涕、鼻衄及嗅觉减退等；有无耳痛、耳鸣、耳痒及听力减退等。嗅觉减退及面部浮肿常为某种严重疾病先兆，一旦发现应查明原因。

2. 要注意口腔及咽部有无异常。如：咽部有无发干、疼痛、异物感、声音嘶哑，咽部有无发红，扁桃腺有无红肿，口腔黏膜及舌有无红肿、溃疡，口腔有无异常气味，口腔周围有无疱疹等。

3. 老年女性应经常触摸乳房。注意有无结节、疼痛等异常；注意有无阴道脓性、血性分泌物、异常气味等；男性应观察生殖器有无肿块、溃疡等异常。

4. 要注意腹部的变化。注意有无腹痛、恶心、呕吐、腹泻、便秘、腹胀或腹部包块，并注意包块大小、质地，是否有压痛，腹股沟有无肿大的淋巴结。

5. 学会自测体温、脉搏、呼吸。随时注意有无胸痛、气短、咳嗽、咯痰、发烧等心血管及呼吸系统疾病的症状，同时注意腋下、锁骨上窝有无淋巴结肿大。

6. 注意体表皮肤有无肿块、经久不愈的溃疡，或原有小结节、黑痣有无增大和出现溃疡、出血。

7. 应注意自己的饭量、食欲、睡眠、性生活等的变化，如出现异常，是否能用目前所患疾病或正在服用的药物反应来解释，如无关系则应考虑有某种疾病存在，注意及时查明原因。

8. 注意观察自己的分泌物、排泄物的变化。如：排尿的次数、尿量、尿的颜色的变化，有无尿频、尿急、尿痛，有无排尿不畅、尿线变细或颜色过黄、血尿等；大便次数、大便量、形状（如变细）、硬度、气味，排便有无困难或坠胀感，大便表面是否有脓血或混有黏液，等等。注意痰的量、颜色、气味，特别是痰中是否混有血丝等。

健康提醒：饮食改变老年人的亚健康

近年来，在部分老年人中出现了一些如失眠、紧张、心烦、焦虑、消瘦、与人难以沟通等无明显诱因的现象，而去医院检查身体一切均正常，这就是人们常说的亚健康。科学饮食能有效防治亚健康。

1. 大脑疲劳时，多吃一些坚果，如花生、核桃、松子儿、榛子等。坚果内含有健脑物质——卵磷脂、胆碱，它的营养、滋补作用是其他食物所不能比的。

2. 压力过大时，维生素C具有平衡心理压力的作用。当承受强大压力时，身体会消耗比平时多8倍的食物，应多食清炒菜花、菠菜、芝麻、水果等。

3. 脾气不好时，钙具有安定情绪的效果。牛奶、乳酸、奶酪等制品以及小鱼干等，都含有极其丰富的钙质，可以帮助消除火气。

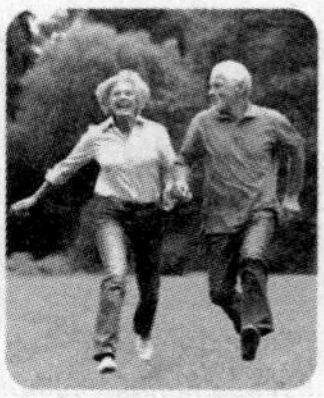

测测你的睡眠质量

"不觅仙方觅睡方；白天吃头猪，不如晚上一觉呼睡；好气养人，睡多人伤气；少吃一口，舒坦一宿。"这些谚语都说明睡眠的重要性，可有不少老年人都认为睡觉不像年轻时对自己那么重要了。其实这是一种误解。充足高效的睡眠，对老年人的健康也同样重要。

健康自测

过去一直认为人越老睡眠越少，其实这是一种误解。保证充足的睡眠是身体健康的前提，下面就测测自己的睡眠质量吧。

1. 躺在床上脑子里全是白天见过的人和发生的事，难以入睡。

A. 经常　　B. 有时　　C. 很少　　D. 从未有过

2. 换个地方就难以入睡。

A. 经常　　B. 有时　　C. 很少　　D. 从未有过

3. 有点不顺心的事就彻夜难眠。

A. 经常　　B. 有时　　C. 很少　　D. 从未有过

4. 很早就醒来，而且再也睡不着了。

A. 经常　　B. 有时　　C. 很少　　D. 从未有过

5. 使用安眠药才能安然入睡。

A. 经常　　B. 有时　　C. 很少　　D. 从未有过

6. 入睡后稍有动静就能知道。

A. 经常　　B. 有时　　C. 很少　　D. 从未有过

7. 整夜做梦，醒来时觉得很累。

A. 经常　　B. 有时　　C. 很少　　D. 从未有过

8. 一上夜班就睡眠不好。

A. 经常　　B. 有时　　C. 很少　　D. 从未有过

9. 睡眠时间很不规律，不能按时上床睡觉。

A. 经常　　B. 有时　　C. 很少　　D. 从未有过

10. 工作或娱乐至深夜。

A. 经常　　B. 有时　　C. 很少　　D. 从未有过

自测结果：选中 A 得 5 分，B 得 2 分，C 得 1 分，D 得 0 分。总分在 20 分以上为严重睡眠障碍；总分在 5 ~ 20 分说明你的睡眠质量比较差；5 分以下说明你的睡眠质量良好；如果你的累计得分在 5 分以上，你需要高度重视睡眠状况，想办法改善睡眠状况。

专家解答

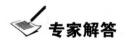

人一生中有三分之一的时间是在睡眠中度过，五天不睡眠人就会死去，可见睡眠对于人的重要性。睡眠质量关乎身体健康，老年人每天至少应睡上六小时。老人要想睡得好，还应该在睡眠的准备、姿势和习惯方面多注意，做到以下十二不要。

一、睡前情绪不要激动

人的喜怒哀乐都容易引起神经中枢的兴奋或紊乱，使人难以入睡，甚至造成失眠。因此，睡前要尽量避免大喜大怒或忧思恼怒，使情绪平稳。

二、睡前不要吃东西

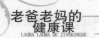

人进入睡眠状态后，机体部分活动节奏便放慢，进入休息状态。如果临睡前吃东西，肠胃功能又要忙碌起来，这样加重了它们的负担，身体其他部分也无法得到良好休息，不但影响入睡，还有损健康。

三、睡前不要喝浓茶

浓茶属于刺激性饮料，含能使人精神处于亢奋状态的物质，睡前喝了易造成入睡困难。

四、睡前不要用脑过度

晚上如有工作和学习的习惯，要把较费脑筋的事先做完，临睡前则做些较轻松的事，使脑子放松，这样便容易入睡。否则，大脑处于兴奋状态，即使躺在床上也难以入睡，时间长了，还容易失眠。

五、不要蒙头睡

老人怕冷，尤其是冬天，喜欢蒙头而睡。这样，因大量吸入自己呼出的二氧化碳，而又缺乏必要的氧气补充，对身体极为不利。

六、睡前不要说话

因为说话容易使大脑兴奋，思想活跃，从而影响睡眠。

七、不要仰面而睡

睡的姿势，以向右侧身而卧为最好，这样全身骨骼、肌肉都处于自然放松状态，容易入睡，也容易消除疲劳。仰卧则使全身骨骼、肌肉仍处于紧张状态，不利于消除疲劳。

八、不要面向灯光睡

人睡着时，眼睛虽然闭着，但仍能感觉光亮。对着光亮而睡，容易使人心神不安，难以入睡，而且即使睡着也容易惊醒。

九、不要当风睡

房间要保持空气流通，但不要让风直接吹到身上。因为人熟睡后，身体对外界环境的适应能力降低，如果当风而睡，时间长了，冷空气就会从毛细管侵入，引起风寒感冒等疾病。

十、不要靠着火炉或暖气睡

靠着火炉或暖气睡，人体过热，容易引起疖疮等热症。另外，夜间因大小便起床时，离开温暖的环境也容易受凉感冒。

十一、不要张口睡

张口入睡，空气中的病毒和细菌容易乘虚而入，造成“病从口入”，而且也容易使肺部和胃部受到冷空气和灰尘的刺激，引起疾病。

十二、不要久卧不起

中医认为“久卧伤气”，睡眠太多会出现头昏无力、精神萎靡、食欲减退等。

健康提醒：好方法助你好睡眠

进入老年期以后，时常困扰着老年人的“睡眠问题”是普遍存在的一个问题。睡眠不仅是一种生理需要，也是一种能力。如果你的睡眠质量非常差，不妨试试下面的“助眠”法。

一、眨眼催眠法

上床后取仰卧姿势，眼睛盯着天花板，尽量往头后看，随即反复开闭眼睑，直至眼皮酸累，形成眼肌疲劳状态，眼睛就会自然闭合，安然入睡。长期坚持，还可预防老年人眼睑下垂。

二、深呼吸催眠法

平躺在床上，脸朝天，两手平放在身体两侧，闭上眼睛，然后开始做深呼吸，同时慢慢举起双臂，举过头部，紧贴双耳，反复 10 次。这样就能消除一天紧张工作后的疲劳，并使自己感到渐入梦境，用不了太长的时间就能安然入睡。

三、按穴催眠法

睡前双手握拳，伸直中指，从左右两腿膝下的足三里穴向下按摩至上巨虚穴，约 3 寸左右的距离，上下反复按摩 100 次，即可安然入睡。

四、水果催眠法

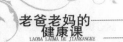

把切开的橙子、橘子、苹果放在枕头边，其芳香气味有较强的镇静作用，闻着能催人入眠。

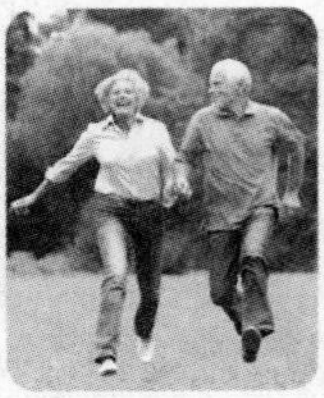

你是肥胖人群吗

“千金难买老来瘦”是针对将老年发胖赞为“发福”“富态”而言的。大腹便便，“啤酒肚”“将军肚”者，街上满眼皆是。如今，肥胖已不是一种身份的象征，而是一种疾病的预警，肥胖是糖尿病、高血压和心血管病的诱发因素。所以，老年人一定要预防肥胖。

健康自测

肥胖离你有多远呢？你是不是正在向肥胖人群靠拢呢？如果想知道答案，就测一测吧。

1. 常常午睡和不自觉地打盹。
2. 属于那种穿上衣服才看起来瘦一些的体形。
3. 即使不吃什么也会胖。
4. 运动量不足。
5. 小腹突出。
6. 减肥之后体重又反弹。
7. 出一趟远门就要依赖车子。

8. 手臂变粗。
9. 节假日不出门而闲在家里。
10. 减过好几次肥。
11. 腰围已经变粗。
12. 身体容易疲倦。
13. 常常喝果汁、可乐、咖啡等含糖饮料。
14. 体重虽然没变，但体形已改变。
15. 习惯不吃早餐。
16. 臀部松弛下垂。
17. 体力不佳，全身乏力。
18. 和 18 岁时的你相比，现在的体重增加了。
19. 以前是苗条纤细型，但现在已是标准体重了。
20. 经常喝酒。
21. 爬楼梯气喘吁吁。
22. 爱吃油炸的东西。
23. 无聊时或心情不佳时，以吃东西来发泄。
24. 腰围和臀围一样粗。
25. 肚子虽然很饱，但是如果不吃会觉得不舒服、不安心。
26. 常吃零食。
27. 常在看电视时不经意地将一盒饼干吃完。
28. 习惯将剩余的饭菜吃完。
29. 即使吃饱了，但看到爱吃的东西，还是会继续去吃。
30. 经常在外面吃饭。
31. 非常喜欢吃甜食。
32. 常吃宵夜。

自测结果：符合的项目在 5 项以内，说明你的体重很正常；如符合项目在 6 ~ 10 项，说明你有些胖，体形正在走样；符合项目在 11 ~ 20 项，说明你是中度肥胖了，应该注意了；符合项目在 21 项以上，那么你需要找医生制订减肥计划了。

专家解答

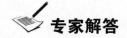

肥胖症是机体脂肪组织的量过多或脂肪组织与其他软组织的比例过高，因此可以被认为是一种营养过剩所造成的营养不良性疾病。体重超过标准10% ~20%，一般没有自觉症状。而由于浮肿致体重增加者，增加10%即有脸部肿胀、握拳困难、下肢沉重感等自觉症状。体重超过标准30%以上在上楼时会感觉气促，体力劳动易疲劳，怕热多汗，呼吸短促，下肢有不同程度的浮肿。

肥胖与健康的关系极为密切，肥胖症会从两方面危害人的健康，一方面可以引起身心障碍，特别是年轻人，生理外观的不美和生活的不便，容易使他们产生自卑、焦虑和抑郁等问题；另一方面，它与诸多疾病密切相关。肥胖是导致Ⅱ型糖尿病、胆结石、心血管疾病、高血压、癌症的重要危险因素。所以，预防肥胖非常重要。

运动是一种预防肥胖症的好方法，对轻度肥胖，很好地安排运动项目和时间，也可发挥减轻体重的作用。饮食控制辅以适当的运动项目往往是预防肥胖症的手段。

运动可增强老年人的肺功能，坚持打太极拳的老人吸入氧量较不打太极拳者多，肺活量大；运动可以消耗掉摄入的过多的热能，促进脂肪的分解供能；运动可以提高基础代谢率而增加热能的消耗；运动可以增强胃肠蠕动及其血液循环，改善胃肠血供。经常体育锻炼可使脑血流量增加，有利于脑细胞代谢，保持智能不衰、精神饱满，有助于保持老年人心理健康。

选择的运动项目和强度可因人而异，根据个体的体质、健康状况、有无心血管疾病或其他慢性病、工作特点、生活环境、生活条件及个人爱好而定。强度大的运动项目有游泳、慢跑和各种球类运动；强度小的运动项目有老年保健操、健身转腰运动、步行、保健按摩、太极拳、太极剑、气功、练功十八法等。老年保健操及健身转腰运动动作简单，活动量可大可小，适于高龄及体弱老年人。保健按摩主要是自我按摩，适应中、老年人。

选定运动项目后，运动强度开始时要小，以不感心悸、气闷、乏力为度，待适应后，运动量可逐步加大。要避免饭后立即锻炼，最好餐后一小时或清晨空腹时锻炼。运动前后脉率以不超过原有水平 50% 为度，或运动量最大时，脉率不超过 170。

运动减肥必须要持之以恒并有规律地进行，否则达不到效果。适应中、老年人的运动项目一般消耗热能不多，所以体重下降缓慢。在运动初期肌肉逐步发达，体重下降不明显，锻炼两个月后肌肉增加到一定程度就基本平衡，此时体重才开始下降。

健康提醒：燃脂运动

人到老年，运动量慢慢减少，人就很容易发胖了，而且不易发觉。经常练习下列减肥操，可以有效防止肥胖。

一、屈膝下蹲

强健背、臀部和大腿，双脚分开，双膝略弯，收紧腹肌和臀肌，屈膝下蹲至最低点，保持 2 秒钟，然后起立至开始姿势。

二、屈身控制

双脚分开，腿伸直，双手自然贴于臀部。背挺直，从髋关节处向前屈。保持此姿势从 1 数到 15。进一步屈体，两手抓住小腿肚。保持腿直，不要紧抱膝盖。保持此姿势从 1 数到 10。全过程时间 30 秒。

三、木偶动作

直立，双脚分开，双臂侧平举，肘稍屈；左手指朝上，右手指朝下，同时身体向左倾，继而右手向上转，左手向下转，同时身体向右倾。

四、空中蹬车

仰卧，下背部着地，双肘支撑身体，右腿屈膝，朝胸前运动，然后伸直腿，保持离地 15 厘米高，同时左腿屈膝，朝胸前运动。不要拱背，如此不断交替屈伸。

五、腰背上拱

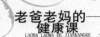

仰卧，屈膝，双脚稳踏地面。双手置头后。腰背部朝上拱，保持此姿势2秒钟，然后放平，紧贴地面4秒钟，重复5次。全过程时间30秒。

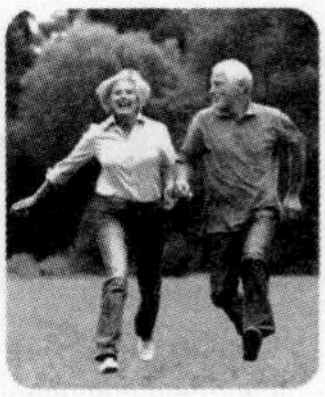

测测你的肾脏功能

有人说，肾脏健康，人生是彩色的。对于老年人来说，更应该保护好肾脏，因为只有强肾才能健体，才能拥有美好的晚年“性”福生活。

健康自测

中医有云：“未病先防，既病防变。”这是一种动态的医学理论，对老年人来说也同样适用。下面就给肾脏做个小测试吧。

1. 晚上经常睡不着觉，即使睡着了，质量也很糟糕。

2. 早上起床经常有头发丝掉落。

3. 体重有明显的增加或下降的趋势；早上起来发现腹部肌肉松弛无力，苍白无血色。

4. 皮肤干燥，出现斑纹，脸上出现鱼尾纹、黄褐斑等。

5. 一日三餐，进食甚少；排除天气因素，即使口味非常适合自己的菜，也经常味同嚼蜡。

6. 晚上经常起夜，白天也有尿频现象。

7. 肌肉松弛，渐渐有发胖的感觉。

8. 记忆力减退，昨天想好的事情，今天怎么也记不起来。

9. 月经不调，或阴茎无法正常勃起。

10. 性能力下降，爱人对你明显表示了性要求，但你却经常感到疲惫不堪，没有什么欲望。

11. 工作情绪始终无法高涨。最令你不解的是，无名的火很大，但又没精力发作。

12. 工作一小时后，身体怠倦，胸闷气短。

自测结果：如果你有以上情况中的3种情况，说明你很有可能是肾虚了，应该积极采取一定的措施了，多吃一些补肾的食品。总之，符合情况越多，说明肾脏功能越令人担忧，应高度重视起来了。

专家解答

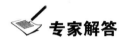

肾脏是人体的重要排泄器官，主要有三大功能：生成尿液，排泄代谢产物；维持体液平衡及体内酸碱平衡；内分泌功能。常见的肾虚的症状：记忆力减退、精力不足、脱发、情绪不佳、头晕、性功能减退、不育、阳痿、月经不调、尿频，等等。

造成肾虚的原因大体上可归结为两个方面，一为先天禀赋不足型肾虚，二为后天因素引起的肾虚。现代中年人压力大，劳累过度，使多数人承受着巨大的身心压力，身心俱疲，精力衰退，从而出现失眠、食欲减退、乏力、脾气暴躁、神经衰弱等肾虚症状。

一般来说，肾虚患者的生活大多处于亚健康状态，身体机能下降，免疫力下降，会导致一些诸如腰酸腿痛、夜尿频多、畏寒怕冷、精神不振等症状，给生活工作带来困扰。更为严重的是，肾的健康关系到整个脏腑器官的健康。肾虚会导致其他脏腑功能低下，长此以往则会生病，如慢性支气管炎、心脑血管疾病、痴呆、前列腺炎等。因此每个人尤其是老年人应注意保护自己的肾脏。

一、多喝水

一般来说，老年人每天应喝水1000毫升以上，在炎热的夏季则应适当增加喝水量，以充分排出体内的代谢废物。水应以白开水和矿泉水为主，也可喝些绿茶；不宜长期服用苹果汁和葡萄汁等饮料，以免引起肾脏结石。每天清晨空腹饮用1～2杯水，十分有助于代谢废物的排出。

二、食用蛋白质不过量

蛋白质的代谢产物必须通过肾脏排出，故过量食用蛋白质可增加肾脏负担，易引起体内代谢产物积累。蛋白质每天摄入量以60克左右为宜。

三、低盐

成年人每日摄盐量应不超过6克，吃盐过多，不仅会增加肾脏负担，而且还可引起水肿和血压增高。平时应少吃咸鸡蛋、咸鸭蛋和咸菜等腌制食品。

四、防治感染

患感冒、扁桃体炎、龋齿和皮肤感染时，病菌可通过直接侵害和免疫反应损害肾脏，引起病变，故应积极防治。

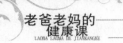

健康提醒：补肾的食物

肾虚并非男性的“专利”，女性也经常受到肾虚的困扰。所以，不管是男人还是女人都需要多吃以下食物来补肾。

一、猪肾

性平，味咸。《日华子本草》说它“补水脏，治耳聋”。水脏者实指肾脏而言。故凡因肾虚所致的腰酸腰痛、遗精、盗汗及老人肾虚耳聋耳鸣等，宜常食之。

二、羊骨

性温，味甘，能补肾强筋骨。《本草纲目》中记载：“羊脊骨补骨虚，通督脉，治腰痛下痢；羊胫骨主脾弱，肾虚不能摄精，白浊。”对肾虚劳损、腰膝无力怕冷、筋骨挛痛者，最宜食之。

三、鲈鱼

又称花鲈、鲈子鱼。性平，味甘，既能补脾胃，又可补肝肾，益筋骨。《嘉祐本草》认为：“鲈鱼，多食宜人，作蚱尤良。”凡肝肾阴虚，或脾虚胃弱者皆宜。

四、芝麻

性平，味甘，有补肝肾、润五脏的作用。如《本草经疏》中就曾记载：“芝麻，气味和平，不寒不热，补肝肾之佳谷也。”尤其是肾虚之人腰酸腿软、头昏耳鸣、发枯发落及早年白发、大便燥结者，最宜食之。

五、粟米

又称谷子、稞子。能补益肾气。《名医别录》及《滇南本草》中都说到“粟米养肾气”。明朝李时珍还说：“粟，肾之谷也，肾病宜食之。煮粥食益丹田，补虚损。”

六、豇豆

又称饭豆、长豆。性平，味甘，能补肾健脾，除脾虚者宜食外，肾虚之人也宜食用，对肾虚消渴、遗精、白浊，或小便频数、女性白带，食之最宜。《本草纲目》曾这样记载：“豇豆理中益气，补肾健胃，生精髓。”《四川中药志》也说它能“滋阴补肾，健脾胃，治白带、白浊和肾虚遗精”。

七、淡菜

有补肝肾、益精血的功效。《本草汇言》云：“淡菜，补虚养肾之药也。此物本属介类，气味甘美而淡，性本清凉，善治肾虚有热。”所以，凡肾虚羸瘦、劳热骨蒸、眩晕盗汗、腰痛阳痿之人，食之最宜。

八、芡实

性平，味甘涩，有益肾固涩、补脾止泄的双重功效。《本草新编》中还说：“芡实不特益精，且能涩精补肾，与山药并用，各为末，日日米饭调服。”凡肾虚遗精、早泄、带下、小便不禁或频多者，宜常食之。

九、干姜

温中散寒，健胃活血，可以治疗由于肾阳虚衰引起的阳痿、畏寒肢冷、腰疼、腰膝酸软、倦怠等。中医认为，姜是助阳之品，所以自古以来中医素有“男子不可百日无姜”之语。

十、枸杞子

滋补肝肾，益精明目。

十一、山药

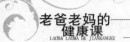

性平，味甘。补脾养胃，生津益肺，补肾涩精。用于脾虚食少、久泻不止、肺虚喘咳、肾虚遗精、带下、尿频、虚热消渴。山药含有多种营养素，有强健机体、滋肾益精的功效。大凡肾亏遗精、女性白带多、小便频数等症，皆可服之。

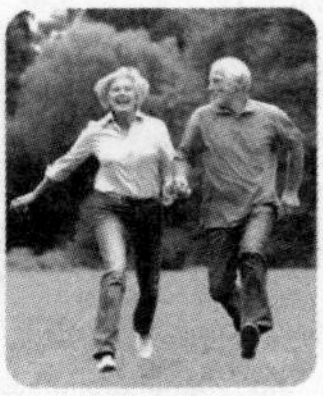

你“性福”吗

“夕阳无限好，只是近黄昏。”很多老年人都曾发出过这样的感慨。岁月如歌，时光荏苒，老人的体力和精力都已大不如前，致使不少老人“羞于言性”。其实，追求幸福是每个人的权利，老人也应找回属于自己的“性福时光”。

健康自测

最美不过夕阳红，老年人更应该有性福的生活，那么，你感到“性福”吗？

1. 通常谁更主动：

A. 双方一样　　　　B. 男方或女方

2. 你是否比配偶提前或推后很长时间才上床：

A. 很少或从未　B. 有时　C. 经常

3. 你认为配偶：

A. 很有吸引力　B. 有吸引力　C. 不是很有吸引力

4. 睡觉时你们争吵吗？

A. 很少或从未　B. 有时　C. 经常

5. 你经常拒绝对方性要求吗？（除非有充分的理由）

A. 极少　B. 有时　C. 经常

6. 你认为平时性生活次数：

A. 能满足需要　B. 凑合　C. 太少或太多

7. 性交中你能达到高潮吗？

A. 基本能　B. 有时能　C. 从来不能

8. 通过性交以外的刺激你能达到高潮吗？

A. 基本能　B. 有时能　C. 从来不能

9. 在你不愿意时，配偶要求你性交吗？

A. 从不或很少　B. 有时　C. 经常

10. 是否因你有勃起障碍或她有阴道问题而导致性交失败：

A. 从未或很少　B. 有时　C. 经常

11. 当配偶有事不能过性生活时，你是否还要求性交？

A. 很少或从未　B. 有时　C. 经常

12. 是否因配偶无兴趣而导致性交不满意？

A. 很少或从未　B. 有时　C. 经常

13. 是否常在将要性交时想起过去的怨恨？

A. 很少或从未　B. 有时　C. 经常

14. 遇到性问题后你们会：

A. 积极求治　B. 回避性生活　C. 怨恨对方

15. 当你不想性交时：

A. 调整情绪，倍加体贴　B. 配偶当时失望，但能理解

C. 配偶会生气

16. 是否因你或配偶不能达到高潮而感到性生活不满意：

A. 很少或从未　B. 有时　C. 经常

17. 当配偶拒绝时，你：

A. 调整情绪，安抚对方　B. 当时失望，但能理解

C. 受到伤害，耿耿于怀

18. 性交时你希望配偶：

A. 积极活跃，花样翻新　B. 基本配合　C. 规规矩矩

19. 与配偶的性生活像你所喜欢的那样丰富吗？

A. 是的　B. 变化不多　C. 根本没变化

20. 是否因你或配偶过早达到高潮而对性交不满意？

A. 很少或从未　B. 有时　C. 经常

自测结果： 选 A 得 2 分，选 B 得 1 分，选 C 得 0 分。如果得分在 26 ~ 40 分，说明你对婚姻与性生活都满意，因为性生活满意，在其他方面也一定能很好地相处；分数在 16 ~ 25 分之间为中等，说明两人性生活比较和谐，但在得分较低的问题上尚需注意；得分在 0 ~ 15 分之间，说明你们对性生活在数量和质量方面均不满意。

专家解答

性生活是夫妻生活的重要组成部分，和谐的性生活有利于身体健康。对于每对夫妻来说，只要对方能完成性生理过程，双方都获得一定的快感，这种性生活就是和谐、美满的。

年过花甲性未老，性功能不会因年龄的增长而很快丧失，丧失的只是生殖功能，而生殖功能与性功能是两码事。实际上，绝大部分老年人的性生活可以持续到 70 岁以上，其中一部分人可以保持到 80 岁左右，个别的到 90 岁高龄仍有性要求。

有些老年人错误地认为，禁欲保精可延年益寿，于是到了 60 多岁就停止房事。现代医学研究表明，老年人长时间禁欲，将会导致性功能的丧失。因为禁欲破坏了机体平衡，降低了性激素的分泌，压抑了人的性本能，人体聚集的性欲望得不到释放，反而会给人的精神和肉体带来损害。

老年人和谐美满的性生活有助于身心健康，但是老年人毕竟有其自身的特点，应当在性生活中注意自身保健，才能克服不利因素，真正有利于健康长寿。

一、对性生活要充满信心

对老年人来讲，特别是老年女性，不应强压自己的性要求，应充分认识到老年人有性的要求并不是丑事和坏事，是正常的生理和心理需要。要防止“衰败心理”，只有树立了正确的认识，才能尽情地去享受性爱的乐趣。

二、谐调夫妻关系

完美的性生活并非仅是性器官的交合，应当在精神上和肉体上有高度的和谐统一。人进入更年期到了老年以后，往往变得小气、猜疑、心情烦躁、忧郁、脾气大等。对这些由于生理上产生的变化，如果不能正确认识和处理，往往会导致夫妻不和睦。因此，老年夫妻应该注意互相关心、爱护，情感上多交流，精神上心心相印，这样才能有和谐满意的性生活。

三、适度的性生活

适度的性生活对老年人的身心均有好处。可能部分老年人，不分具体情况而相信“纵欲伤身”的说法。实际上，“纵欲”对每个人来说标准不尽一样。如果有自然的性欲要求，不是勉强或应付的性交，而且性交过程并无不舒适，性交后也不影响睡眠及第二天的精神状态，这就属于正常范围，不算“纵欲”。

性学专家认为，老年人过性生活，不必只限于晚间，什么时间性冲动来了，只要居住环境条件许可，可以随时进行。从次数上来说，应以男性身体承受能力为准，60～65 岁者，以 2～3 周 1 次为宜；65～70 岁者，以 4～6 周 1 次为妥。身体好的，可以根据性欲要求，适当缩短时间和增加次数。总之，以事后能获得性满足、身体不感到疲劳或不适为准。

四、建立新的性生活模式

老年人应该按照自己的性反应特点来达到性生活的和谐，若按年轻人的模式定会遭到挫折和失败。概括来说主要应当注意延长性交前戏的时间，也不必次次苛求射精；选择身体适合的性交姿势，要把感觉集中到心理和情绪上来，适当采用性交之外的性活动如接吻、拥抱等。

五、性生活不必局限在晚上

从时间上说，青壮年时期的性生活一般都在晚间上床后进行，而这个时间对老年人来说就不一定合适了。老年人容易疲劳，经过一天的活动，晚上再看电视，就会感到疲乏不堪，怎么还会对性生活感兴趣呢？所以，老年人的房事宜放在睡了一觉之后，或者是在早上起床之前进行。

六、要有充分的准备

老年夫妻的性生活一定要有充分的思想准备，在心理和生理上都要达到充分的性兴奋后再开始。切忌急于行事、动作鲁莽，否则女方会因阴道狭窄、干涩而产生疼痛，严重者可产生阴道裂伤、出血，甚至休克等。房事前不可饮酒，不可吃得过饱或喝水过多，在性事前排空小便；人老了，动作不宜快、不宜猛，应和风细雨、柔和缓慢；时间不要长；姿势以侧位为好，可以节省体力；头部不适或有眩晕、头痛时，应停止性交，躺下休息，喝点茶水。

老年夫妻的房事，最重要的是互相配合好。尤其在事前和做爱中不可别别扭扭，要你恩我爱，互相体贴，才能使性生活和谐。一旦出现暂时障碍，男方切勿紧张，可以暂停性交，休息一会儿，再培养情绪，等性冲动产生时再进行。万一男方出现了勃起慢或勃起不坚，甚至疲软失败，女方要谅解，不要口出怨言，否则会加重男方心理负担，造成性交失败。

健康提醒：再婚老年的性福生活

离婚或者丧偶后，重新找到人生伴侣本是一大幸事，但现实生活中不少再婚夫妻却因无法建立同吃同睡、同出同入的默契而再次各奔东西。究其原因，除了个性不和、子女不支持外，再婚夫妻无法为外人道出的性隐痛，也是一大重要因素。怎样让性爱丰富自己的婚姻生活而永葆青春呢？下面的建议或许能够对这部分老年人有所助益。

一、消除心理负担

再婚的中、老年人曾因失偶一度中断了性生活，加之再婚时双方的差异，可能会导致性生活在开始阶段不谐调，这通常是心理因素的作用。比如男性由于担心、忧虑而继发阳痿、早泄，女性因性生活不尽如人意而表现出淡漠甚至厌恶。如果再婚的老年人能够把性爱看成是促进夫妻感情健康发展的一种方式，相信定会对夫妻生活起到积极的促进作用。

二、注意学习知识

随着人类生活水平的提高和寿命的延长，80%以上的老年人仍然有性要求，男性睾丸仍具有产生精子和睾酮的能力。所以，再婚后的老年人，适当安排性生活是正常的生理要求，不必为此产生顾虑和羞耻感。

三、正确对待可能出现的性问题

女性更年期后内分泌机能衰退，分泌物减少而干涩，可以使用一些润滑剂，如30%的甘油、凡士林或者避孕胶冻等。对于更年期女性来说，由于卵巢仍有可能排卵，故也需要注意避孕。

四、拓宽性爱范围

如肌肤接触、聊天、倾诉衷肠等，都可使精神上的爱欲得到一定的满足。

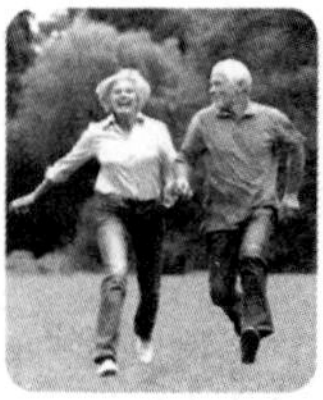

测测你的肺功能

老年养生，除了注重心、脑血管保健外，肺部也应作为重点。《黄帝内经》指出："邪之所凑，其气必虚。"清代名医江笔花也指出："肺气之衰旺，关乎寿命之短长。"注重肺部养生，实为祛病延年之关键。

健康自测

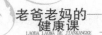

哮喘、支气管炎是威胁老年人健康的重要因素，尤其是一些经常吸烟的老人，更应该多关注肺脏健康。下面就来测测你的肺功能如何吧。

1. 年纪已经超过40岁。
2. 记忆力减退，精神难以集中。
3. 咳嗽时常有痰。
4. 现在抽烟，或曾经抽烟。
5. 口中有干燥、异味感，出现短促咳嗽。
6. 牙齿变黄。
7. 经常每天咳嗽数次。
8. 比同龄人更容易气短、胸闷。
9. 昏昏欲睡，情绪烦躁不安。

自测结果：如果有6项以上符合自身情况，那就应该向医生咨询，是否该进行一次较为全面的肺功能检查。如果有3~5项符合，可能有肺方面的问题，应引起高度的重视。3项以下，说明肺功能基本没有问题，但也应该注意保护。

专家解答

肺部疾病的范围很广，包括慢性呼吸道疾病，例如慢阻肺、肺气肿、哮喘，以及肺本身的疾病肺炎；传染性肺病包括慢性的肺结核和急性的SARS；职业性肺病则有尘肺、矽肺、农民肺等。有呼吸道疾病的病人常见的症状有胸闷、气短、喘息、发热、咳嗽、咯黏液痰或黏液性脓痰、胸痛等。

老年人在冬春季节最易患肺炎，尤其是患慢性支气管炎、肺气肿、冠心病、糖尿病的老人，以及因中风、骨折长期卧床的老人。

中医认为，燥是秋之主气。五脏属肺，肺为“娇脏”，极易伤其燥，导致肺虚，引发肺炎。从生理上看，老年人呼吸道老化，支气管上皮萎缩，杯状细胞增生，纤毛运动减弱，清除功能下降，再加之胸腺退化，T 细胞减少，免疫功能差，极易发生肺炎。另外，老年人往往患有“老慢支”等，抵抗力弱，适应性差，在天气由热转凉、昼夜温差悬殊时，容易感冒而并发肺炎。

肺炎是严重威胁老年人健康与长寿的大敌。老年人肺炎因症状不典型，常易被忽视和误诊。其首发症状，常以消化、呼吸、精神神经方面的症状出现，约有 40% 老年患者以食欲锐减、恶心、呕吐、腹泻等为早期表现，常被误诊为“胃肠炎”“肝炎”等。老年人肺炎关键在预防，主要方法如下。

一、合理饮食

俗语说：“养生当需食补，治病才用药疗。”科学合理的饮食调配，会有很好的补肺效果。肺气虚的老年人，可多用生晒参、核桃仁、生姜、红枣煎汤饮用，也可常吃些核桃仁、生姜，肉类可选瘦羊肉加生姜、当归煮食；肺阴虚者可用百合、糯米、花生米煮粥食用，或以银耳配鲜梨炖汤服用，也可用百合、花生米配猪肺煮食。

二、注意居室卫生

居室要经常保持清洁，空气新鲜，阳光充足，定期采用食醋熏蒸消毒。要注意保暖，以防寒邪侵袭，诱发感冒。

三、常练气功

每晚临睡前，坐在椅上，身躯直立，两膝自然分开；双手轻放于大腿上，头正目闭，全身放松，意守丹田；吸气于胸中，呼气时从上向下轻拍，约 10 分钟；然后用手背随呼吸轻叩背部肺俞穴。此法有清肃利气之效。

四、增强呼吸功能

逐渐由胸式呼吸转为腹式呼吸，即呼吸时鼓肚子以使腹肌下降，气沉丹田，动作力求悠而慢，以增强呼吸深度。

五、持之以恒地锻炼

老年人可根据自己的体质来选择锻炼项目，比如步行、慢跑、打太极拳、跳健身舞、做广播体操等，都有改善肺活量的作用。

不管采用何种锻炼方法，贵在坚持。老年人还应注重日常的自我保健，起居有度，保证睡眠，防寒保暖，心胸豁达，不要吸烟，这样才能保肺防虚、促进健康、祛病延年。

健康提醒： 增加肺功能的步行法

老年人因生理功能逐渐减退，肺功能会逐年降低，而步行锻炼对改善老年人肺功能是大有益处的。

一、匀速行走

每天坚持行走 3000 米，速度保持均匀适中，不中断地走完全程。可根据体力逐步增加行走路程，每次走完以略感疲劳为度。长距离行走主要是训练耐力，有助增强肺活量。

二、变速行走

按一定速度行走，可促进腹部肌肉有节律地收缩。加上双臂的摆动，也有助增加肺的通气量。行走时快慢交替进行，尽量挺直胸部，配合呼吸锻炼，一般可采用走四步一吸气，走六步一呼气。每天行走两次，早晚进行最好。

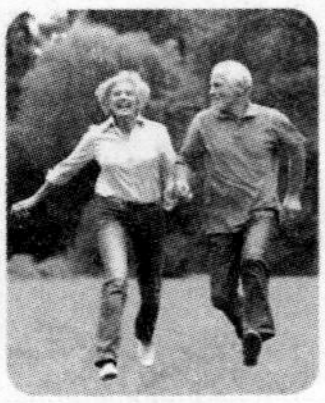

测试一下你是否患有颈椎病

由于年龄的关系，很多老年人都会受到颈椎病的困扰，下肢麻木、沉重，行走困难，双脚有踩棉感；写字、系扣、持筷等精细动作难以完成，持物易落；这些都严重影响了老年人的晚年生活。对于老年人来说，预防是最好的治疗办法。

健康自测

颈椎病是老年人的常见病之一，早期发现，早期治疗，能有效减轻病痛。测试一下颈椎病离你有多远。

1. 时常伴有耳鸣。
2. 走路时有双腿“打漂”的感觉。
3. 有时头部突然感觉眩晕，一般持续时间较短，数秒至数分钟即消失。
4. 大部分时间坐着，且头部通常一种姿势或动作。
5. 长时间低头工作。
6. 使用电脑的时间比较长。
7. 有时脖子扭动时，感觉后脑下方有咯咯咯的声音。
8. 每天一到办公室，时间几乎被工作占用完了，歇口气的时间都没有。
9. 常常神经紧张、思虑过度。
10. 头颈部曾经受过外伤。
11. 没到 40 岁，但记忆力越来越差了。
12. 咽喉部有习惯性炎症。
13. 开车上班。
14. 几乎从不参加运动。
15. 每天下班后感觉颈部肌肉挺疲劳的。
16. 在火车、飞机、长途汽车上，在无颈椎垫的情况下也睡觉。
17. 喜欢睡高枕头或低枕头。
18. 清晨起床后，感觉颈部僵硬。
19. 上肢莫名其妙地感到发麻，有时指尖的感觉更明显。

自测结果：如果有12项以上符合你的情况，应该及时去医院做检查了，颈椎病已经侵袭你了；如果有8～11项符合，说明你正在向颈椎病的行列迈进；有3～7项符合，说明你应该注意加强自我保健了。两项以下，应该恭喜你，你很健康。

专家解答

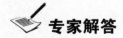

颈椎病又称颈椎综合征，是因颈椎间盘退行性变、颈椎骨质增生所引起的一系列临床症状的综合征。主要症状有：颈背疼痛、手指发麻、下肢乏力、上肢无力、行走困难、恶心、呕吐、头晕，甚至视物模糊、心动过速及吞咽困难，等等。

颈椎病可发生于任何年龄，以40岁以上的中老年人最为多见。颈椎病的发病原因有很多，包括：睡觉姿势不正确、枕头选择不当、劳损、落枕、风寒、头颈外伤等。

对老年颈椎病患者来说，选择适宜的运动进行锻炼既是一种治疗方法，又是一种重要的巩固疗效的手段。运动锻炼在某种程度上要比药物治疗好。老年颈椎病患者因颈椎老化及退行性变影响了它的生理功能，并引起一系列临床症状。通过运动锻炼，可使老年患者的颈部生理功能得以增强，症状得以消除。治疗老年颈椎病的运动很简单，每天早晚一次，每次8～10分钟。具体方法如下：

一、左顾右盼

取站位或坐位，两手叉腰，头颈轮流向左、右旋转。每当转到最大限度时，稍稍转回后再超过原来的幅度。两眼亦随之尽量朝后方或上方看。两侧各转动10次。

二、颈臂抗力

取站位或坐位，双手交叉紧抵头后枕部。头颈用力后伸，双手则用力阻之，持续对抗数秒钟后还原。共做6～8次。

三、仰望观天

取站位或坐位，两手叉腰，头颈后仰观天，并逐渐加大幅度。稍停数秒钟后还原。共做 6 ~ 8 次。

四、转身回望

取站位，右前弓步，身体向左旋转，同时右掌尽量上托，左掌向下用力拔伸，并回头看左手。还原后改为左前弓步，方向相反，动作相同。左右交替进行，共做 8 ~ 10 次。

上述各节的动作要领是，要根据老年人的特点，速度缓慢，幅度逐渐加大。每做完一节后，自然呼吸，间歇片刻后再做下一节。引起症状的动作方向需逐步适应，顺势而动。

健康提醒：按摩巧治颈椎病

颈椎病对人体的伤害非常大，它会影响人们的生活质量，包括睡眠、日常生活、工作和学习以及情绪等。除此之外，如果病情进一步发展，就会导致大脑供血不足、脑功能减退，少数患者还可能会引起下肢运动功能障碍甚至是瘫痪。因此，颈椎病还须早防早治，以免引起后患。不妨试试下面的穴位按摩，其方法简单有效。

一、按摩百会

用中指或食指按于头顶最高处正中的百会穴，用力由轻到重按揉 30 次。

二、对按头部

双手拇指分别放在额部两侧的太阳穴处，其余四指分开，放在两侧头部，双手同时用力做对按揉动 30 次。

三、梳摩头顶

双手五指微曲分别放在头顶两侧，稍加压力从前发际沿头顶至脑后做“梳头”状动作 30 次。

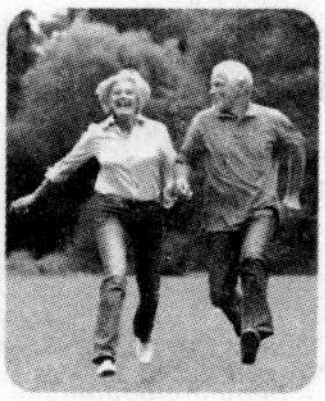

骨质疏松离你有多远

骨质疏松症被称为是“悄无声息的疾病”，其严重的后果在于任何轻微的活动或创伤都可能导致骨折，严重影响生活质量，极易发生多种并发症而成为重要的死因。而老年人又是此病的高发人群，因此，早期防范就显得尤为重要了。

健康自测

对于老年人来说，骨质疏松是一种可怕的疾病，防患于未然尤其重要。测试一下，它是否就在你的身边呢？

1. 女士回答：你曾经有过连续一年以上没有月经吗？（除了怀孕期间）
2. 女士回答：你是否在45岁之前就绝经了？
3. 男士回答：你是否患有阳痿或者缺乏性欲的症状？
4. 你经常患痢疾腹泻吗？
5. 你的父母有没有轻微碰撞或跌倒时就会发生髋骨骨折的情况？
6. 你经常过度饮酒吗？
7. 你是否曾经因为轻微的碰撞或者跌倒就会伤到自己的骨骼？
8. 你每天吸烟超过20支吗？
9. 你经常连续3个月以上服用可的松、强的松等激素类药物吗？
10. 你的身高是否降低了3厘米？

自测结果： 如果以上任何一道问题的答案为“是”，就表明有患上骨质疏松症的危险，从现在开始就应该加强保健了；如果答案中有相当一部分或者全部为“是”，就应当及时去医院做进一步的骨密度检测，及早接受治疗。

专家解答

骨质疏松是一种多发于绝经后女性的以骨质减少为特点的疾病，分为两型：一型为绝经后骨质疏松症，多发生于绝经前后至70岁的女性；二型为老年性骨质疏松症，患者为70岁以上的老年人，女性多于男性。

发生骨质疏松症后，一定要引起注意，它的危害是非常大的。它会给患者带来严重的身心伤害，如引起椎间盘突出、骨刺、骨坏死、驼背、身材变矮、骨折乃至致残等后果，而且还会引起继发性并发症，使椎体骨畸形，腹部受压引发胃肠道疾病；使脊柱骨脆弱，卧床不起，引发肺部感染。

老年骨质疏松症是全身骨量减少、骨的微观结构退化、骨强度下降、骨易碎性增加的全身骨骼疾病，防治应做到以下几点。

一、适时补钙

人在35岁以前，骨代谢非常旺盛，摄入的钙很快吸收进入骨骼中沉淀，骨骼生成迅速，骨钙含量高，骨骼最为强壮。由于成骨细胞的作用，此时骨形成大于骨丢失。骨量的丢失年龄段女性为35岁，男性为40岁，骨质疏松的防治也特别强调年龄段，越早越好。70岁以上的老人要想通过治疗来延缓骨量的丢失，就难上加难了。因此，中年以后应每年检查一次骨密度，以了解自己的骨峰值，防患于未然。

二、运动可以使骨龄年轻

人的骨头就像一座房子，里面有很多的骨小梁支撑，如果骨头里钙质流失了，就好像“豆腐渣工程”的建筑，无法承受相应的重量，骨骼的质和量发生改变，科学地说就是骨的生物力学特性发生改变。长期循序渐进的运动，不仅可减缓骨量的丢失，还可明显提高骨盐含量。运动还能促进骨细胞的活性。有报道说，60岁以上的老人每天坚持长跑，可使骨龄年轻20年。

三、补肾怎么补

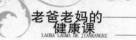

补肾方药能抑制破骨细胞的骨吸收活动，同时还能增生成骨细胞，促进骨形成。补肾方药在一定程度上还能稳定和提高人的性激素水平。所以，人到中年，应根据体质的阴阳偏颇，常服补肾之品。若肾阳虚，则“形不足者，温之以气”，服用肾气丸、右归丸等；如肾阴虚，则“精不足者，补之以味”，服用六味地黄丸、大补阴丸等。

四、钙片怎么吃

不同国家人们日常钙摄入推荐剂量是不一样的，我国的推荐剂量是成人每天 800 毫克；很多人可以在日常饮食中通过吃富含钙质的食物而获得，不一定额外补充钙剂。但对于更年期女性、孕妇、青春期孩子、老年人，服用激素类药物、糖尿病、甲亢等疾病患者，应在医生的指导下，适当补充钙剂。

五、怎样健脾

在骨组织的代谢过程中需要适量的钙、磷及维生素 D。某些胃肠道疾病引起消化吸收不良时，则影响钙及维生素 D 的吸收，造成骨质疏松症。还有老年人肠黏膜对钙的吸收功能减低，也属脾虚之列。临床应用健脾调脾法治疗胃肠道病症和改善老年人的消化吸收功能，行之有效，可用人参归脾丸、参苓白术丸等。

六、怎样养血活血

老年骨质疏松症突出的症状是腰背疼痛，或伴四肢放射痛、带状痛及肢体麻木、无力，或伴肌肉疼痛、下肢腓肠肌痉挛等。通则不痛，血滞必用通法，但宜养血活血以通之，可用当归、川芎、白芍、怀牛膝、鸡血藤等。

健康提醒：防止骨质疏松

骨质疏松症患者必须选择安全性高的鞋，如鞋底有坑纹的鞋、阔底鞋、平而富弹性的鞋底的鞋、平面加粗粒防滑鞋等。不宜参加剧烈运动，尤其是引起肌肉过度酸痛的运动；打拳、跳舞时转身、转颈及弯腰动作不宜太猛，避免上下跳；平时要注意防止骨质疏松。

一、站、坐、睡等姿势要正确

站姿：耳垂与颈部垂直，肩膀向后伸展，挺腰收腹。坐姿：挺腰收颈，双脚触地，椅高及膝。睡姿：板床加硬褥，枕头承颈椎，腰背平直伸。

二、起床

首先转侧卧，手力撑床起，腰背省力气。

三、提重及作息

腰背常挺直，姿势不久留。

四、运动原则

阳光空气，由轻入深，量力而为，由热身起，持之以恒，平路步行，循序渐进。但这只是一般运动范例，应根据医生建议设计个人的运动方式。如患者正处于疼痛期，应先止痛及向有关医务人员查询后方可运动。运动量为每周 3 次，每次每个动作为 20 次。

五、防止跌跤

跌跤是患者骨折及软组织创伤的主要因素。要注意家居安全，房间内光线要充足，少放置障碍物，地毯要固定。

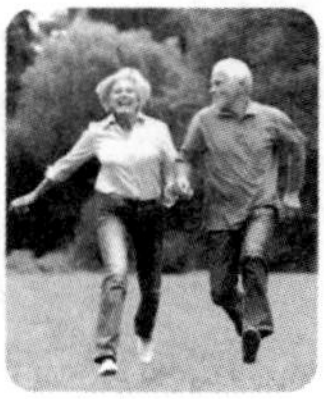

你的心脏年龄多大了

心脏是一个强壮的、不知疲倦的、努力工作的强力泵。心脏与身体的关系，就同发动机与汽车一样。如果按一个人心脏平均每分钟跳 70

次、寿命70岁计算的话，一个人的一生中，心脏就要跳动近26亿次。一旦心脏停止跳动而通过抢救不能复跳，那就意味着一个人的生命终止了。

健康自测

心脏病是人类健康的头号杀手，多发于年龄大于45岁的男性与大于55岁的女性。因此，在这个年龄段的人群就应该特别关注自己的心脏状况。

1. 体重理想吗?

A. 不理想　B. 较理想　C. 理想

2. 你的血压正常吗?

A. 血压高或波动大　B. 有点儿高,休息即恢复　C. 正常

3. 在劳累或精神紧张时，出现过心悸、胸闷、胸痛的感觉吗?

A. 出现过,休息后好转　B. 出现过心悸，时间短

C. 从未出现过上述症状

4. 幼年患过流感、扁桃腺炎、猩红热、中耳炎吗?

A. 多次患过,未及时治疗　B. 患过，治疗后得到康复

C. 从未患过,只是偶尔感冒

5. 你的脉搏每分钟跳多少次?

A. 60次以下或100次以上　B. 接近100次或60次

C. 70次或80次左右，如身体强壮可低于60次

6. 经常参加体育锻炼吗?

A. 从不参加　B. 较少参加　C. 经常参加

7. 观察你的耳垂：

A. 有褶皱，很深　B. 有些褶皱，但很浅　C. 平滑

8. 性格是否不善于适应环境，缺乏泰然自若的态度，爱争强好胜，情绪常处于紧张、激动之中?

A. 完全符合　B. 有些方面符合　C. 不符合

9. 你每天平均食盐量为：

A. 10 克以上　　B. 8 克以上　　C. 6 克以上

10. 你每天吸烟量为：

A. 每天 20 支以上　　B. 不超过 10 支　　C. 从不吸烟

11. 你的工作负荷是：

A. 疲劳不堪，严重失眠　B. 身体有些劳累，偶尔失眠

C. 有劳有逸，感到愉快

12. 和家人、朋友的关系是：

A. 紧张，极不顺心　　B. 偶有不快　　C. 友好

13. 在饮食上倾向于：

A. 喜爱吃肉，很少吃蔬菜　　B. 介于二者之间

C. 喜食新鲜蔬菜、豆制品，适度食用鱼肉

14. 你睡觉时，如平卧，感觉：

A. 胸部发闷，无法平卧　B. 偶尔胸闷　　C. 很舒服

15. 观察你的嘴唇：

A. 发乌、发紫　　B. 红润　　C. 介于两者之间

自测结果：你选择 A 得 3 分，选择 B 得 2 分，选择 C 得 1 分。如果你的得分在 15 ~ 20 分，心脏功能良好，能适应繁重的工作和劳动；21 ~ 30 分，心脏功能中等，能从事一般劳动，如能注意生活方式，比如戒烟、酒，参与锻炼，心脏功能还会增强；31 ~ 42 分，心脏功能差，可能会导致疾病，应到医院去做身体检查。

专家解答

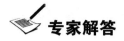

心脏病是心脏疾病的总称，包括风湿性心脏病、先天性心脏病、高血压性心脏病、冠心病、心肌炎等各种心脏病。目前，心脏病的发病率逐年增加，并且有越来越年轻化的趋势，因此，我们要善于观察身体的变化。无病早防，防患于未然；有病早治，亡羊补牢为时未晚。心脏的防治关键是“早”。

那么如何在早期发现心脏病呢？那就是察言观色：心脏病除常见的心悸、心前区疼痛等人们熟知的症状外，常常还有一些体表征兆。注意观察这些先兆症状，就能早期发现，早期治疗。这些体表征兆包括：

一、脸色

如果脸色灰白而发紫、表情淡漠，这是心脏病晚期的病危面容。如果脸色呈暗红色，这是风湿性心脏病、二尖瓣狭窄的特征。如果呈苍白色，则有可能是二尖瓣关闭不全的早期信号。

二、皮肤

慢性心力衰竭、晚期肺源性心脏病患者的皮肤可呈深褐色或暗紫色，这与机体组织长期缺氧、肾上腺皮质功能下降有关。皮肤黏膜和肢端呈青紫色，说明心脏缺氧，血液中的还原血蛋白增多，老年人一定要多加注意。

三、手脚

手指末端或脚趾趾端明显粗大，并且甲面凸起如鼓槌状，常见于慢性肺源性心脏病或先天性青紫型心脏病患者。

四、鼻子

如果鼻子硬邦邦的，这表明心脏脂肪累积太多。如果鼻子尖发肿，表明心脏脂肪可能也在肿大或心脏病变正在扩大。此外，红鼻子也是心脏有病的信号。

五、耳朵

心脏病人在早期都有不同程度的耳鸣表现，这是因为内耳的微细血管动力异常，病症尚未引起全身反应时，内耳就得到了先兆信号。如果老年人的耳垂出现一条连贯的皱褶，极有可能是冠状动脉硬化所致，可以先到医院检查一下。

六、肩膀

天气非常好，可左肩、左手臂内侧却有阵阵酸痛，这有可能是冠心病的信号。

七、头颈

如果由锁骨上延伸到耳垂方向凸起一条青筋，如小指粗，很可能是右心功能不全。

八、呼吸

做了一些轻微活动时，或者处于安静状态时，出现呼吸短促现象，但不伴有咳嗽、咳痰症状。这种情况很可能是左心功能不全的表现。

九、下肢

中老年人下肢水肿，往往是心脏功能不全导致静脉血回流受阻的表现。此外，如果时常心悸、气喘，只有蹲位才得以缓解，这是紫绀性心脏病的特有信号。

健康提醒：心脏病的特别提醒

一、多吃素食

很多人认为人类是食肉动物，因为我们基本上天天吃肉。但是事实证明，人类的身体结构及生理功能更像食草动物。我们必须明确一点，经济发展为不健康的生活方式提供了物质可能，但却是人类违背了自然规律而得到的一种惩罚。

被西方国家视为垃圾的西式快餐，富含高热量、高饱和脂肪酸，如今却在我国广泛流行。长此以往，将严重影响我们的健康。我们应该更多地效仿祖先，多吃植物性食物。少吃动物性食物，尤其要少吃含高饱和脂肪酸和胆固醇多的食物，远离麦当劳、肯德基等“不健康”食品。

二、合理运动

运动可以促使心脏的小血管扩大、延长、增多，改善心肌的供氧状况，改善血液中脂质代谢。运动还有助于改善心肌代谢，提高心肌的工作能力和心脏的代谢功能。积极参加体育锻炼是防治心脏病的有效手段之一。要保护心脏，建议以下一些锻炼方式：

1. 散步。散步可以使心肌收缩力增强，外周血管扩张，具有增强心功能、降低血压、预防冠心病的效果。对于参加运动时会引起心绞痛的人来说，可以改善病情。

2. 慢跑。慢跑或原地跑步可改善心功能。至于慢跑的路程及原地跑步的时间，应根据每个人的具体情况而定，不必强求。

3. 太极拳。对于高血压病、心脏病等都有较好的防治作用。一般而言，体力较好的患者可练老式太极拳，体力较差者可练简化式太极拳。

三、平和心态

人的情绪一旦紧张、激动，会使得交感神经兴奋，儿茶酚胺增加，结果使心跳加快，血压升高，心肌耗氧量明显增加，加重冠心病、心衰患者的病情。更严重的是，这些变化有时会导致致死性的心律失常，引起心脏骤停。

古人提倡“和喜怒而安居处，节阴阳而调刚柔”。这可说是保养心脏的一个座右铭。要经常与人交往，通过交谈、来往，了解社会、了解环境，体会到自己是社会中的一员。老年朋友还可根据自己的爱好，种花、养鱼、下棋、练书画，以此陶冶性情。

四、坚持服药

只有常服药，才是控制病情的最佳手段。许多冠心病人身边都备有一盒麝香保心丸，麝香保心丸是一种常服才能发挥最大效果的药物，只有常服才能改善心血管机能，逆转心脏肥厚，保护心脏功能，降低心绞痛的发生率。

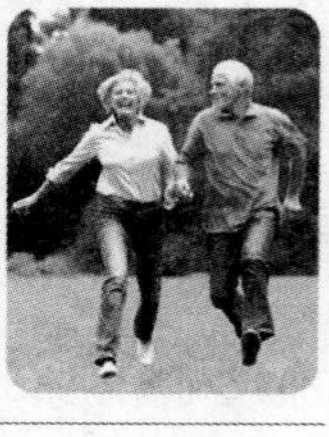

测测你的衰老程度

衰老是一种自然规律，我们虽然不能违背这个规律，但我们可以让衰老来得更迟一点儿，更慢一点儿。预防过早衰老，保持健康，就需要从现在开始改变不科学的生活方式。审视一下自己的生活，尝试改变一下吧。

健康自测

测试一下你的衰老程度吧，看看自己是不是应该改变一下了。

1. 用餐时，你是否埋怨夫人没把肉煮熟？
2. 你知道得很多，但是否没人来向你请教？
3. 你关灯时想到的是否只是节约电费？
4. 你是否认为年轻的一代日趋衰败，毫无希望了？
5. 你是否老是谈起过去的好日子？
6. 上街时，人们是否都会给你让路？
7. 登楼梯时，你是否一步只能登一级？
8. 你是否不再期盼过下一个生日？
9. 在家中，你是否极力反对家人开窗户？
10. 当你下棋时，是否觉得力不从心？
11. 你是否今天才记起昨天是你的结婚纪念日？
12. 你是否感叹人生太没有意思了？
13. 你是否对加入保健协会很感兴趣，也很积极？
14. 你是否高昂着头走路，以适应你的老花镜？
15. 你的东西是否谁也不能挪动？
16. 你是否已经不大容易结交朋友了？
17. 你是否对一些琐碎的小事存有偏见？
18. 你是否发觉自己日渐自私？
19. 你是否觉得手脚有些不听使唤？
20. 面对儿孙，你是否常告诫他们车子不要骑得太快，有了病应马上去看医生？
21. 当你用手碰到雪时，你是否感到被冷得受不了？

22. 你喝酒时，是否觉得酒似掺了水，没有以前那么有劲？

23. 你是否常常叮嘱儿孙们多穿衣服，以防感冒？

24. 听到水龙头的滴答声，你是否总要想去解小便？

25. 为了看清报纸的小标题，你是否不得不把报纸拿得远远的？

自测结果：在上述25个问题的回答中，若你有10项答案是肯定的，则预示你已经变老了；有10项以上的答案是肯定的，则证明你正在逐渐变老，要加强锻炼和保养，以延缓衰老；若你的肯定答案在5个以下，证明你还年富力强，比较年轻。

专家解答

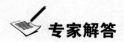

衰老是任何多细胞生物随着时间的推移而产生的一种自发性的必然过程，一般地说，是指随着年龄的增长，而产生的一系列生理学和解剖学方面的变化，表现为组织改变、器官衰老及其功能适应性和抵抗力的减退。

衰老一般分为生理性衰老及病理性衰老。生理性衰老是指成熟期后所出现的生理性退化，即人在体质方面的变化，也称正常衰老；病理性衰老是指在生理性衰老基础上，由于患某种疾病或由某种外来因素，所导致的衰老的加速过程，也称异常衰老。老年人一般都害怕衰老，总想自己永远年轻。可以试用下面的几种方法来延缓你的衰老。

一、规律生活

正常的生活作息是早睡早起，确保每晚有5~6小时的有效睡眠，即熟睡。中午则须卧床休息一小时左右，或醒或寐，任其自然，心定于一。

二、绿色家居

绿色能给人以愉悦感，并可减慢人的心率。因此，把卧室内墙壁粉刷成淡雅的叶绿色，能助你酣睡；晨跑漫步在枝盛叶茂的林间，不但神清气爽，还能提高绿视率。

三、经常思考

勤奋学习思考，保持脑功能旺盛的人，其寿命要比一般人长。经常梳头也是大脑最好的运动方式，它可以舒经活络，改善头部血液循环，提高中枢神经兴奋性，强化脑功能，延缓衰老。

四、室外活动

有利于增进钙质吸收、合成和充分利用体内钙质，改变骨质疏松状况，延缓骨衰老，不易发生骨折。中老年人平时要多做室外活动，晒太阳；同时应在医师的指导下口服补钙或多食含钙食物，及时补充钙质。

五、细嚼慢咽

老年人大都牙齿缺少，咀嚼功能差，往往是大片小块的吞咽，加重消化困难，所以细嚼慢咽对老人来说是很有必要的。另外，细嚼慢咽还能促进牙齿及面部肌肉运动，改善牙周及面部肌肉的血液循环，减少面部皱纹。

六、活动手指

如拿健身球或核桃一对，在手中不停地转动，通过刺激手指末梢神经和经络穴位，改善大脑功能。弹琴、写字、打算盘等活动，也同样有活动手指健脑之功效。

七、克服孤独

孤独寂寞是健康长寿的大敌，长期孤独寂寞可造成持久的社会压力，引起人体神经内分泌功能紊乱和免疫机能下降，导致心血管病、癌症和其他疾病死亡率增高。孤独还可引起抑郁和自暴自弃，易造成自杀和各种突发性事件。

八、亲吻老伴

科学家发现，接吻的确有神奇的力量。爱人的一个香吻会让人心跳加速，血液流通畅快，皮肤也随之变得红润而有光泽，整个人似乎都鲜活生动起来了。别不好意思，告诉你的老伴，你希望得到尽可能多的香吻，因为你想年轻一些，再年轻一些。

健康提醒：服用维生素抗衰老

适量摄入营养素能延缓人的衰老。如今要考虑的是“生理年龄最适量”，是让我们保持年轻、推迟年龄所需要的剂量。因此，老年人可以适量地服用一些维生素。

一、半胱氨酸

同型半胱氨酸水平过高最容易造成动脉过早老化，导致各种心血管疾病。只要我们摄入足够的叶酸及维生素 B_6、维生素 B_{12} 就可以降低同型半胱氨酸水平。

二、维生素 C、维生素 E

服用维生素 C、维生素 E，能保持动脉及免疫系统的年轻，同时为人体内大量抗氧化物质提供保护层。据调查，同时服用适量维生素 C 和维生素 E 的人，冠状动脉疾病、癌症、白内障及其他衰老性疾病的发病率确实较低。

三、钙

骨质脆弱及关节炎均为衰老的迹象，通过摄取适量钙能减少此类风险。每天宜摄取 1200 毫克钙。在不进行户外活动的冬季及很少接触阳光的人，每周宜补充两次维生素 D。另外，钙一次的摄取量不能超过 600 毫克，一日量需分两次服用。

四、镁

镁是保持心跳稳定、平衡钙对神经功能作用的必需物质。每天从镁含量较高的食品如草莓、香蕉中摄取约 400 毫克的镁，就能减少心跳异常及神经系统机能障碍，降低心血管并发症的发生。

五、多种维生素补充剂

保证每天 4 份水果、5 份蔬菜和足够的谷类，就能从食物中获取身体所需要的各类营养素。然而，长期保持均衡的营养饮食并非易事。为了弥补营养素的缺乏，每天可服用多种维生素片。

另外，不要轻易补充铁，饮食摄取足够的铁是没有问题的。过量摄取铁会导致动脉老化，铁元素水平较高的人癌症发病率也较高，除了是医生开药方。

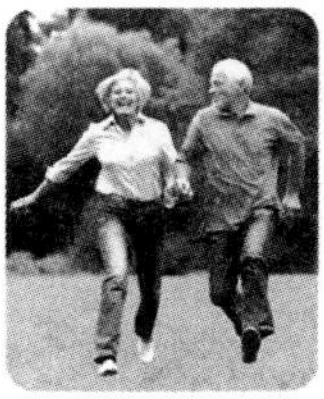

测测你是否易患高血压

高血压是最常见的心血管疾病，不但发病率高，且可引起严重的心脑、肾并发症，致残率和死亡率极高。高血压被称为“沉默杀手”，严重影响老年人的健康、长寿等生活质量，是老年人最常见的疾病之一。

健康自测

高血压是健康的杀手，掌握自己的血压状况，能有效防止重大疾病的发生。下面就来测试一下你的血压吧。

1. 你在55岁以上吗？
2. 你是男性吗？
3. 你吸烟吗？
4. 你每天饮酒超过50毫升吗？
5. 你每天摄盐量超过两克吗？
6. 你是否超过标准体重的15%以上？
7. 你每周锻炼少于三次吗？
8. 你有糖尿病吗？
9. 你有高脂血症吗？
10. 你有过高血压记载吗？
11. 你的父母亲及兄弟姐妹中有高血压病患者吗？
12. 你的工作紧张吗？
13. 你在应激状态下充满敌意和愤怒吗？

自测结果：答案为“是”得1分，答案为“否”得0分，分数越高，则发生高血压的可能性就越大。若得1~2分，则患高血压的危险性很小；3~4分则仍比较低，可能表现你的饮食或生活习惯存在问题；得5~7分则危险性达中高度；大于8~9分则将你归入高度危险性一类。

请不要过分紧张，这无非分析一下自身的危险因素，即使存在中、高度危险性也不一定会患高血压，只能说明比危险性小的人患高血压的概率高一点儿而已。当然，也别掉以轻心，最好多多测量自己的血压，这不仅是为了避免血压升高，同时也是养生之道。

专家解答

一般情况下，正常血压为130/85mmHg以下；130~139/85~89mmHg为临界高血压，为正常高限，如果高于这个数值则为高血压。目前我国高血压的患病率已上升到11.68%，且逐年升高。高血压对人体健康的影响是长期的，其危害程度也比较大。高血压是老年人常见病，老年人要加以重视。如果家有高血压的老人，一定要注意护理。

一、正确测量血压

1. 血压计

家庭测血压可以选择水银柱血压计、压力表式血压计或全自动电子血压计，但是老年人或者自我测量血压者最好选择操作简单的全自动电子血压计。无论哪种血压计初次使用和使用一年后都应当与医疗单位标准的血压计进行校准。

2. 时间

最好在7：00~8：00和19：00~20：00测量，测前应休息5分钟，避免情绪激动、劳累、吸烟、憋尿。每次测量两遍，间隔一分钟，取两次的平均值。刚开始服用降压药或调整降压药种类和剂量时，应连续测量3天的血压，以后需每周测2~3天。如出现头昏、头痛、头涨等症状应及时补测。

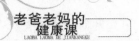

3. 体位

平卧或坐位，使上臂、心脏和血压计保持在同一水平。

4. 记录

建立一个血压记录本，记录测量血压的日期、时间、测量值，以备查询。

二、生活方式护理

运动可以促进血液循环，降低胆固醇的生成，增加食欲，促进肠胃蠕动、预防便秘、改善睡眠。包括减肥，增加体力活动，保持一定量的钾、钙摄入以及低钠盐饮食。多食富含钾的食物，如蔬菜和水果。一定量的钾、钙摄入可降低老年人心血管系统对钠盐的敏感性，从而降低血压。限制盐的摄入量，每日应逐渐减至6克以下。

三、心理护理

紧张、易怒等不良情绪会使血压升高。让老人积极进行心理调节，保持平静的心态，避免情绪激动及过度紧张、焦虑。老年人心理脆弱，易将高血压与中风、心肌梗死等紧紧联系在一起，心情易处于恶劣状态。因此应该针对患者的心理状态，予以必要的解释和安慰，帮助其树立战胜疾病的信心。当有较大的精神压力时，老人应向朋友、亲人倾吐，从而维持稳定的血压。

四、用药护理

药物治疗是老年人高血压的主要治疗手段。老年人心血管调节功能减退，降压药物应尽可能口服，逐步降压，防止血压骤降而产生心、脑、肾的供血不足。因此，要嘱病人坚持长期用药，并了解药物的作用及副作用。

健康提醒：突发高血压急救法

如果家庭中患高血压病的老年人突然发病，家里的其他成员应能作出初步判断，并适当做些相应的处理，这是非常重要的。

1. 血压突然升高，伴有恶心、呕吐、剧烈头痛，甚至视线模糊，即已出现高血压脑病。这时家人要安慰老年人别紧张，卧床休息。家中若备有降压药，可立刻服用，还可以另服利尿剂、镇静剂等。若经过上述处理，症状仍不见缓解，要及早护送病人到附近医院急诊治疗。

2. 病人突然心悸气短、口唇发绀、肢体活动失灵、伴咯粉红泡沫样痰时，要考虑有急性左心衰竭，应吩咐病人双腿下垂，采取坐位；如备有氧气袋，及时吸入氧气，并迅速打“120”急救电话。

3. 病人在劳累或兴奋后，发生心绞痛，甚至心肌梗死或急性心力衰竭。病人多在劳累或兴奋后出现剧烈的心前区疼痛、胸闷，可放射至颈部、左肩背或上肢，重者有面色苍白、出冷汗。遇到上述情况时，应让病人安静休息，备有硝酸甘油一片舌下含服，或打开一支亚硝酸异丁酯吸入。

4. 病人发病时，会伴有脑血管意外。病人突然出现剧烈头痛，伴有呕吐，甚至意识障碍和肢体瘫痪，此时要让病人平卧，头偏向一侧，以免意识障碍伴有剧烈呕吐时呕吐物吸入气道，然后拨打“120”急救电话。

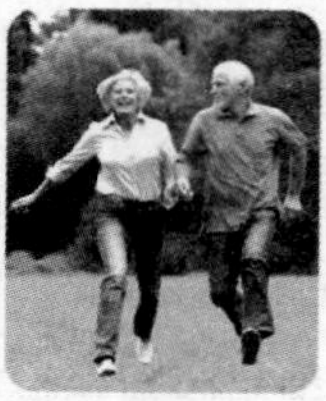

你是乳腺癌高发人群吗

乳房是女人随生命而来的“特殊情缘”，是女人生命中美好和值得骄傲的象征。然而，近年来，乳腺癌已成为危害女性最大的“健康杀手”，特别是一些中、老年人更应该加强对自身的保护意识。

健康自测

乳腺癌的发病与家族遗传、生活习惯等因素有关，看看下面的自测，你是否是乳腺癌的后备军？

1. 你的年龄在 40～60 岁之间吗？
2. 你的月经初潮在 12 岁以下吗？
3. 你的绝经年龄在 55 岁以上吗？
4. 你喜欢吃巧克力、肥肉吗？
5. 你生孩子的年龄在 20～29 岁之间吗？
6. 你腰部以上特别肥胖，腰围与臀围相近吗？
7. 你曾经患有某些乳腺良性疾病吗？
8. 你的直系亲属中有患乳腺癌的吗？
9. 你经常接受放射线胸透或拍胸片吗？
10. 你会定期做乳房检查吗？
11. 你会喝酒吗？
12. 你会经常参加体育锻炼吗？

自测结果：如果答案为“是”得 1 分，答案为“否”得 0 分，然后计算总分。如果得分为 8 分以上，说明你是乳腺癌的高发人群，应该定时去医院做检查了。总之，分数越高，患乳腺癌的概率就越大，应当引起注意。

专家解答

乳腺癌最早的表现为患乳出现单发的、无痛性并呈进行性生长的小肿块，肿块位于外上象限最多见；其次是乳头、乳晕区和内上象限，患者多无症状。少数患者可有不同程度的触痛或刺激和乳头溢液。肿块的生长速度较快，最终可形成所谓“橘皮样”改变。

乳腺癌是危害女性健康的恶性肿瘤，具有发病隐匿、预后差等特点。乳腺癌的出现和遗传背景及环境因素有关，它的高危因素主要是乳腺暴露在雌激素环境中的时间过长，所以绝经年龄大于 50 岁、月经开始年龄小于 13 岁、初产年龄大于 35 岁、有家族史的女性都容易患乳腺癌。

目前乳腺癌的发病率已由女性恶性肿瘤中的第 2 位跃居首位，其死亡率高达40%以上；发病年龄从30岁开始增加，发病高峰年龄为40～50岁。有关专家研究发现，乳腺癌的发生与饮食密切相关。所以，老年人注重调理日常饮食，有益于乳腺癌的预防。方法如下：

一、少喝咖啡

巧克力、咖啡、可可，这类食物中含有大量的黄嘌呤，黄嘌呤可促使良性乳腺增生，而良性乳腺增生与乳腺癌发生有一定的关系。女性特别是绝经前女性，如果过多地摄取这类食物，随着黄嘌呤的大量摄入，乳腺癌发生的危险性就会大大地增加。因此，女性尤其是中、老年女性，应少饮咖啡，少吃巧克力。

二、制止饮酒

饮酒对于女性来说，其危害要比男性大得多。饮酒女性患乳腺癌的危险性较很少饮酒者高；每日饮酒1杯或1杯以上者，乳腺癌的危险性比很少饮酒者增高45%以上，这种危险性在绝经前女性中最为显著。酒精可刺激脑垂体前叶催乳素的分泌，而催乳素又与乳腺癌发生有关。因此，女性尤其是绝经前后的女性，应绝对禁止饮酒。

三、多食果蔬

蔬菜、水果、粗粮中，除含有大量具有防癌抗癌的植物纤维素、维生素和微量元素外，还含有多种能阻止和减慢癌症发展各个阶段的生物活性物质，其中以大豆类、食用菌类、海藻类、橘类和浆果类水果等作用最为显著。因此，在日常膳食中老年女性适当地多吃些这类食物，不仅有益于健康，还有助于乳腺癌的预防。

四、慎食保健品

保健品中一般都含有一定量的雌激素。雌激素是一把“双面刃”，确能延长女性的“青春期”，但也就带来了乳腺导管上皮细胞增生，甚至癌变。所以选择保健品也要因人而异，尽量别吃，一定要吃，也要在医生的指导下服用。

五、控制体重

癌细胞最初处于“起始”状态，只有当其受到“刺激”之后，才能迅速增殖而发病。高脂肪饮食是乳腺癌的促发“刺激”剂，长期大量摄取脂肪，可使机体产生大量类雌激素及前列腺素样物质，这类物质过量可刺激癌肿的增长。因此，控制脂肪的摄取，减轻肥胖，提高机体免疫机制和抗病能力，就能有效地预防和减少乳腺癌的发生。

六、提高预防意识

乳腺癌已经表现出低龄化趋势，这主要与女性性发育较早有关。性发育开始后，雌激素开始作用于乳腺组织。女性月经史的延长，意味着乳腺组织更长久地暴露在雌激素的作用之下，患病的可能性就越大。

健康提醒：乳房自查保健康

自我检查乳腺肿块也是乳腺癌早期诊断的最佳预防方法。女性对自己乳腺变化最敏感，多数乳腺癌都是女性本人首先发现的。女性不应仅仅依靠到医院体检发现乳腺疾病，而应学会自我检查乳腺肿块，自我检查的方法有两种。

一、视觉检查

在脱去上衣后，在明亮的光线下，身体站在穿衣镜前，双臂下垂，观察两边乳房的弧形轮廓有无改变、是否在同一高度，表面皮肤有无凹陷或橘皮样改变，乳头是否歪斜或溢出液体。然后再举起双臂，看看两侧腋窝是否一样，有无隆起。

二、环按摩检查

在视觉检查以后，就可以平卧在床上，在肩背部下放一薄枕，使胸部前凸，将左手放在脑后，用右手检查左侧乳房。将手指并拢，平放在乳房上，轻柔地按摩整个乳房，查找肿块；切忌用手指抓掐，以免把乳腺组织误认为是肿瘤而虚惊一场。如果触摸到肿块，也不可过于用力或反复揉搓，以防刺激肿瘤扩散。如经常按上述方法触摸，就是乳房内小到 1 厘米的肿物，手指也能感觉到，从而能做到早期发现。

自查乳房最佳时间应在月经后 7 ~ 10 天之内，此时乳腺比较松软，无胀痛现象，容易发现异常。已停经的女性，可选择每月固定的时间进行检查。另外值得一提的是，女性朋友除了每月进行乳房自查外，到医院进行每年一次的专业乳房检查也是至关重要的。35 岁以上女性，在健康体检时，建议加入钼钯 X 射线检查项目，诊断率达 90%。

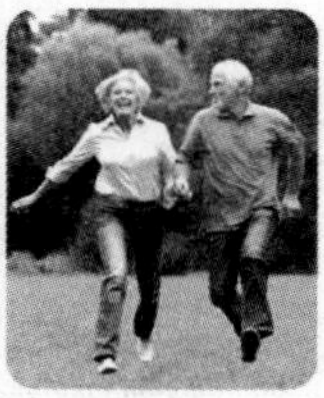

女性，你有更年期综合征吗

当女性进入更年期以后，首先表现的是月经停止方面的变化，而有些人把月经停止看作是生命结束的预兆，常产生精神状态与心理状态方面的改变，往往产生悲观、忧郁、烦躁不安、失眠与神经质等表现。

健康自测

更年期综合征无论是对女性的心理还是生理都会产生一定的影响，测测更年期综合征是否已经袭击了你。

1. 常头晕目眩？
2. 常有心悸情况？
3. 盗汗的情况有吗？
4. 皮肤瘙痒的情况有吗？
5. 常感到疲乏或精力不济吗？
6. 脸上出现色斑，皮肤松弛？
7. 常头痛吗？

8. 对许多事情不感兴趣？

9. 常莫名其妙地哭泣？

10. 常常感到紧张或不安？

11. 心跳很快或很剧烈？

12. 经常感到潮热吗？

13. 对性缺乏兴趣？

14. 注意力难以集中？

15. 感觉胸闷、呼吸困难吗？

16. 容易兴奋激动？

17. 肌肉或关节疼痛？

18. 总是感到抑郁？

19. 手或脚麻木？

20. 入睡困难？

21. 经常无端发怒，想发火？

自测结果：进行上面的测试，每题三个选项，分别为否、不一定、是。答案为“否”得 3 分，答案为“不一定”得 2 分，答案为“是”得 1 分，然后计算总分，总分在 35 分以上，表明你很正常，没有进入更年期；15～30 分，表明你正在步入更年期；15 分以下，说明你已经步入了更年期，应该注意保健了。

专家解答

更年期通常发生在 40 岁以后，这一时期，机体的代谢和内分泌功能处于一种不稳定阶段，患者常有头痛、头晕、失眠、情绪烦躁不稳、易激动、疲倦乏力、月经紊乱、性功能减退、心悸、阵发性面部发红、出汗多、四肢发麻等症状。

女性更年期综合征是指女性在未绝经期或其后，因卵巢功能逐渐衰退或丧失，以致雌激素水准下降所引起的以植物神经功能紊乱及代谢障碍为主的一系列症候群。是女性一生中的必经阶段，如果不注意保健，在此时期就会引发重大疾病。特别值得注意的是，更年期女性由于中枢神经系统功能失调，患神经衰弱、神经官能症的人越来越多，有近97%的更年期女性患有失眠、心烦、忧郁、烦躁等神经衰弱症状，甚至有自杀趋向。女性更年期要注意自我保护，可以试着用下面的一些方法来调适。

一、劳逸适当

此期女性肾气渐衰，易疲乏，故应劳逸结合，不宜过多操劳，预防脏腑气血功能紊乱所致的月经失调和肿瘤的发生。提倡适当的体育活动，锻炼身体，增强体质，调节生活规律，保证充足睡眠和休息。

二、合理营养

合理的营养对更年期女性很重要，因为随着年龄的增长消化功能、基础代谢率等逐渐降低，又因活动少而发胖，易患高血压、冠心病、动脉硬化等，故饮食以含低脂肪、低糖类而富有充足的蛋白质和维生素和新鲜蔬菜、水果等为宜。

三、保持乐观

女性进入更年期后，由于内分泌失去平衡，可出现一些植物神经失调症状，尤其是神经精神症状，如情绪易激动、忧虑等。有些女性甚至因此自认为患了重病。对这些女性应做耐心细致的理解工作，使之树立信心和加强自我控制，并需得到其家庭中亲属的理解和协助，使其能在心理上获得安慰，以消除恐惧心理，保持乐观情绪。

四、增强体质

应教导女性做好自我保健，应经常进行适当的体育锻炼，如老年健身操、迪斯科舞、气功、太极拳等。体育锻炼可解除心理障碍，并增强体质，通过运动加强肌肉力量与骨骼的坚固性，从而也能预防绝经后的骨质疏松。

五、注意清洁

更年期女性因雌激素水平降低，阴道黏膜受其影响，可能出现炎症现象，阴道分泌物增多，偶呈血性（此种情况须做检查，排除恶性瘤），常伴发外阴瘙痒，故应勤换内裤，经常清洗外阴、保持清洁，但应避免用刺激性药物擦洗。

六、情志舒畅

更年期虽是肿瘤好发时期，但不可思想负担过重，要防止精神过度紧张，避免不良刺激，做到清心寡欲，心情舒畅，才能达到养生益寿的目的。

七、定期检查

更年期女性应定期做健康查体，每半年到一年做一次，特别是妇科检查，包括阴道细胞学检查，以便及时发现异常，做到早期诊断、早期治疗。另外，更年期易患肿瘤，应定期组织妇科普查，排除妇科肿瘤或早期发现肿瘤，特别对某些不明原因的症状更不可忽视，须进一步检查。

八、适当治疗

更年期又称围绝经期，为女性从生殖功能旺盛的状态向老年衰萎过渡的时期，这时期可始于 40 岁，而历时 10 余年至 20 年。在更年期卵巢功能渐渐衰退，雌激素水平偏低，已有缺钙倾向，故应开始补充适量的雌激素和钙片，防止骨质疏松和心血管疾病。中药方面可适当服用活血化瘀类药物和补肾健身壮骨类药物。

九、寻求帮助

如果自己的负面情绪通过自我调节无法奏效，觉得心理上的重压已无力自拔，这时要主动求助医生，进行必要的心理疏导、药物的治疗调理，这是帮助你摆脱疾病的必要措施。

健康提醒：缓解更年期综合征的按摩法

更年期综合征会使患者出现多种症状，轻重程度也不一，按摩、刮痧法可有效地缓解症状，并可根据患者的自身情况选择不同穴位的按摩，简单方便。

一、推拿治疗法

1. 沿脊柱两侧膀胱经自风门到八髎按揉6遍，再点揉两侧心俞、肝俞、胃俞、次髎各1分钟。

2. 在脐部顺时针按揉并向周围扩大，反复按揉6遍，再点按中脘、肓俞、气海、关元、子宫穴，然后顺时针方向摩腹，拿揉下肢，点揉足三里、三阴交、太冲、涌泉。

3. 推印堂到前发际6遍，再从印堂按揉到两侧颞颌部6遍，点揉印堂、太阳、百会，然后用拇指从前额督脉处分推至颞颌部经耳上到后头部6遍。

4. 拿揉后颈部、肩部，从上到下反复进行4次，点揉风池、大椎，捏拿肩井，再拿揉两上肢，点按内关、合谷各1分钟。

二、手部按摩法

1. 按揉内关、合谷、支沟、中泉、二白、中魁穴各50次。

2. 推按或点按输尿管、膀胱、肺、大脑、垂体、心脏、肝、脾、安眠点、肾、肾上腺各100次。

3. 点按甲状腺、甲状旁腺、卵巢、子宫、腹腔神经丛各50次。

4. 点按命门点、肾点、肝点、脾点，或三焦点、心悸点、会阴点、后头点，前四穴为一组，后四穴为另一组，交替使用，每穴点按200次。

5. 掐按生殖穴、肾穴、肝胆穴各300次。

手部按摩法每天按摩1次，要持之以恒，直到症状完全消失。

三、捏背法

1. 患者取俯卧位，医者站于患者一侧，用双手掌上下推、擦背部，至皮肤温热，肌肉放松为止。

2. 医者双手自然屈曲成半握拳状，双手食指中节背紧紧抵住脊柱两旁，用双手拇指、食指从患者尾骶部开始，将皮肤轻轻捏起，双手交替进行，随捏随推，随捏随进，一直捏至第七颈椎为止，反复进行5遍。

3. 在推捏过程中，每推捏3次，就向上提1次，以脊背皮肤现微红为宜。

捏背法每天进行2次，若有胸闷、心悸、腹胀等症状，应适当延长操作时间。

四、耳部按摩法

1. 用食指尖插到两外耳道口，同时相向内旋，再突然放松，连续5次。

2. 将双手食指插入耳中，然后拔出，连续5次。

3. 用手在耳轮上从下到上进行摩擦，擦至耳热为止。

4. 两手食指与拇指分别将耳垂拿住揉按，时轻时重，揉按2分钟左右。

五、摩面法

1. 将两手搓热，两手食指屈成弓状，用第二指节的内侧面刮眼眶，以酸胀为宜。

2. 用两手拇指点按太阳穴，用食指刮上下眼睑16次，再顺着鼻旁上下按摩到有热感为止。

3. 将掌心紧贴前额，用力向下擦到下颌，连续进行10次。

摩面法每天早晚各进行1次。

六、摩腹法

患者取仰卧位，双膝屈曲，两手掌相叠，以肚脐为中心，在腹部沿顺时针方向摩动，力度由轻到重，并逐渐摩至全腹部约5分钟，直到腹部发热为宜。

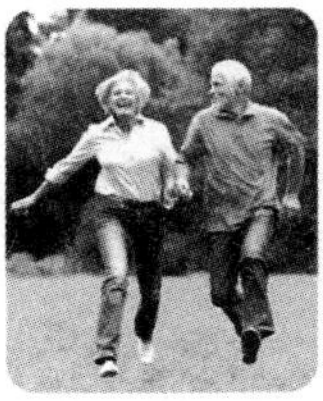

男性，你有更年期综合征吗

提起“更年期”，人们就习惯地想到中老年女性，其实男性也会面临更年期综合征的种种困扰。生活工作压力大、有慢性病、抽烟酗酒、缺乏运动、腹部肥胖的中老年男性，是男性更年期的高发人群。

健康自测

你知道吗，男人同样有更年期的困扰？测一测你的更年期是否已经来临了。

1. 心理问题

（1）不健康（没有　有时　经常　一直）

（2）注意力难以集中（没有　有时　经常　一直）

（3）会无缘无故恐慌（没有　有时　经常　一直）

（4）易怒烦躁（没有　有时　经常　一直）

（5）我对以前喜欢的事情失去兴趣（没有　有时　经常　一直）

2. 性方面的问题

（1）不再有晨间勃起（没有　有时　经常　一直）

（2）性交不再成功（没有　有时　经常　一直）

（3）对性失去兴趣（没有　有时　经常　一直）

（4）对有性感的事情无动于衷（没有　有时　经常　一直）

（5）性交时不能勃起（没有　有时　经常　一直）

3. 体能问题

（1）感到全身乏力（没有　有时　经常　一直）

（2）骨骼和关节疼痛（没有　有时　经常　一直）

（3）难以睡眠（没有　有时　经常　一直）

（4）没有食欲（没有　有时　经常　一直）

4. 血管舒缩问题

（1）潮热（没有　有时　经常　一直）

（2）心悸（没有　有时　经常　一直）

（3）出汗较多（没有　有时　经常　一直）

自测结果：以上症状按以下方法计分：“没有”得 0 分，“有时”得 1 分，“经常”得 2 分，“一直”得 3 分。如果体能和血管舒缩问题评分超过 5 分，或精神心理问题超过 4 分，或性方面的问题超过 8 分，你就有可能有部分雄激素缺乏症状，应该引起注意了。

专家解答

男性更年期综合征主要是由于随着年龄增长，男性睾丸萎缩、睾丸酮分泌减少所致。另外，不良嗜好、过度劳累、环境污染等，也会影响睾丸酮分泌。男性更年期综合征是指年龄在 50 ~ 65 岁之间男子因性腺发生退变、内在激素水平的下降而导致的一系列的变化。多为高年男性，且男性迟发于女性，可表现或不表现症状。

男性更年期综合征常见的症状有：注意力不集中，不自信，记忆力减退，工作能力降低，应变力较差，食欲不振，失眠，易于悲哀、猜疑、偏执、焦虑、忧郁，性功能减退，等等。进入更年期的男性正处于人生的繁忙时期，这一阶段的自我保健不容忽视，一般多数男子通过脏腑之间的调节，能够顺利度过这一阶段而进入老年期。因此，自我保健时，应注意以下几个方面。

一、正确认识

更年期属于自然规律，是无法避免的，即使出现了症状，也不要过分担忧，做好自我调节的准备，如出现明显症状时，可在医生指导下使用一些药物，大多数症状是可明显减轻的。

二、劳逸结合

50 岁左右的中年男性正处于人生繁忙时期，但精力与体力却有一定限制，容易造成疲劳过度，因此，生活应有规律，注意劳逸结合，保证充足的睡眠，但不宜过多卧床休息。身体尚好时应主动从事力所能及的工作和家务，或参加一些有益的文体活动和社会活动，如练气功和太极拳等，以丰富精神生活，增强身体素质。保持和谐的性生活。

三、中药调理

中医认为，男性更年期综合征多为肾阴阳失调、脏腑功能紊乱所致，当以平补阴阳、调理脏腑为主。一些补肾的中药及药膳食疗方如枸杞、肉苁蓉、何首乌、淫羊藿、冬虫夏草、灵芝、山药、核桃、狗肾及首乌、小米、猪肾粥、虫草炖鸡、鹿茸虫草鸡、锁阳子鸡、狗肾炖鸡、龙虾子鸡、牛鞭乌鸡等，可根据自身情况选用。

四、心理调养

患者首先要明确，更年期是一个正常的生理变化过程，可持续几个月甚至几年，因此出现一些症状是不可避免的，不必过分焦虑，要解除思想负担，保持豁达、乐观的情绪。多参加一些娱乐活动，以丰富生活乐趣。注意改进人际关系，及时疏导新发生的心理障碍，以保持精神愉快，稳定情绪。另外，亲属应在精神及生活上多给些安慰和照顾，避免精神刺激和过分激动。这样可使症状减轻，甚至不治而愈。

五、药物治疗

本病以功能衰退为主要表现，因此，适当的药物治疗是必不可少的。焦虑、忧郁而影响正常生活者，可口服泰尔登或丙米嗪；猜疑、紧张为主者，可用利眠宁或安定等中枢镇静剂；有幻觉、举止失常者，可用氯丙嗪治疗。

在更年期，要特别注意克服不健康的行为以及生活方法，并要善于控制自己的情绪，对矛盾、挫折，要心平气和地对待，避免焦虑、烦躁、抑郁。一旦患上更年期综合征，一定要重视更年期的心理健康，必要时可咨询心理专家。

健康提醒：更年期饮食套餐

一、合欢花粥

干品合欢花30克（或鲜品50克），粳米50克，红糖适量。将合欢花、粳米、红糖同放锅内加水500毫升，用文火煮至粥熟即可。每晚睡前一小时空腹温热食用。适用于更年期易怒忧郁、虚烦不安、健忘失眠等症。

二、甘麦大枣粥

大麦、粳米各50克，大枣10颗，甘草15克。先煎甘草，去渣，后入粳米、大麦及大枣同煮为粥。每日两次，空腹食用。适用于女性更年期精神恍惚、时常悲伤欲哭、不能自持或失眠盗汗、舌红少苔、脉细而数者。

三、附片鲤鱼汤

制附片 15 克，鲤鱼约 500 克。先用清水煎煮附片两小时，将鲤鱼收拾干净再将药汁煮鲤鱼，食时加入姜末、葱花、盐、味精等。适用于更年期有头目眩晕、耳鸣腰酸，或下肢水肿、喜温恶寒，或白带清冷、小腹冷痛及面色无华等症者。

四、杞枣汤

枸杞子、桑葚子、红枣各等份，水煎服，早晚各 1 次；或用淮山药 30 克、瘦肉 100 克炖汤喝，每日 1 次。适用于更年期有头晕目眩、饮食不香、困倦乏力及面色苍白者。

五、枸杞肉丝冬笋

枸杞、冬笋各 30 克，瘦猪肉 100 克，猪油、食盐、味精、酱油、淀粉各适量。炒锅放入猪油烧热，投入肉丝和笋丝炒至熟，放入其他作料即成。每日 1 次。适用于更年期有头目昏眩、心烦易怒、经血量多、面色晦暗、手足心热等症者。

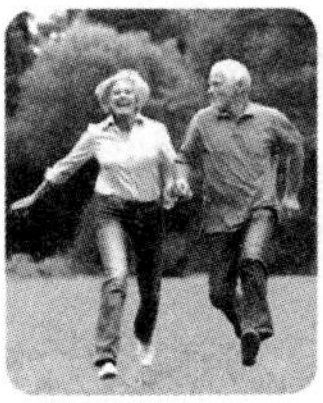

测一测，你的心理够健康吗

俗话说“老小老小，越老越小”。老人真像这句话所说的，变得像小孩一样任性、固执、暴怒和健忘，长期下去，可能引发心理疾病。据了解，由于大脑功能的退化和离退休前后生活的急剧变化，老年人中 85% 的人或多或少存在着不同程度的心理问题。

健康自测

有一句成语叫“心宽体胖”，这说明心理因素对健康的影响是非常大的。测一测，你的心理够健康吗？

1. 有些奇怪的观念总是出现在脑海，明知这些念头很无聊，却又无法摆脱。

A. 是　　B. 不是　　C. 无法确定

2. 外界的东西犹如影子一般朦胧，见到的东西无法清晰回忆起来。

A. 是　　B. 不是　　C. 无法确定

3. 虽未曾患过恶性疾病，却一直担心会不会染上什么严重的病。

A. 是　　B. 不是　　C. 无法确定

4. 离开家门时，如果不从某只脚开始走，心里总是不安。改变床附近的东西就无法入睡。

A. 是　　B. 不是　　C. 无法确定

5. 老是担心门没锁好，电源可能有问题，因而多次检查，甚至走了好远还拐回来看看。

A. 是　　B. 不是　　C. 无法确定

6. 总是担心这样做是否顺利，以致无法放手去做。

A. 是　　B. 不是　　C. 无法确定

7. 总是闷闷不乐，情绪善变。

A. 是　　B. 不是　　C. 无法确定

8. 由于关心呼吸和心脏跳动的情况而难以入睡。

A. 是　　B. 不是　　C. 无法确定

9. 容易脸红，害怕站在高处，害怕当众发言。

A. 是　　B. 不是　　C. 无法确定

10. 每天总是多次洗手，认为公用电话不洁，而不敢使用。

A. 是　　B. 不是　　C. 无法确定

11. 尽管四周的人在欢乐地取闹，自己却觉着没有什么意思。

A. 是　　B. 不是　　C. 无法确定

12. 有时会产生被人左右或身不由己的感觉。

A. 是　　B. 不是　　C. 无法确定

13. 总觉着父母或亲友最近对自己太冷漠，或者不知为什么总是很反感或产生强烈的孤独感。

A. 是　　B. 不是　　C. 无法确定

14. 虽然没人却总觉着有声音，晚上睡觉时总觉着有人进入了房间。

A. 是　　B. 不是　　C. 无法确定

15. 心中无端的产生这个世界正趋于灭亡、新的世界即将开始的感觉。

A. 是　　B. 不是　　C. 无法确定

16. 常自言自语或暗自发笑。

A. 是　　B. 不是　　C. 无法确定

17. 总觉着有人在注意、凝视自己或追赶自己。

A. 是　　B. 不是　　C. 无法确定

18. 当东西丢掉时，便不由自主地想到"大概是某某偷去的"；当受到老师的批评时，立即会想到"一定是某某告密的"。

A. 是　　B. 不是　　C. 无法确定

19. 当自己的权利受到侵害时拼死力争。

A. 是　　B. 不是　　C. 无法确定

20. 遭遇失败或与同学关系不和谐时，会很敏感地觉着"我被人嘲笑了"。

A. 是　　B. 不是　　C. 无法确定

自测结果：答"是"得2分，"无法确定"得1分，"不是"得0分。统计结果：1~11题得（　）分，12~17题得（　）分，18~20题得(　)分。

1~11题为A类，12~17题为B类，18~20题为C类。A类和B类的得分都在4分以下，说明心理很健康，神经也很正常；5~7分，心理健康情况一般；8~10分，神经有些疲倦；A类得分在11分以上，可能有神经衰弱倾向；B类得分在11分以上，应预防精神分裂；C类得分在4分以上，有强烈的妄想倾向。

专家解答

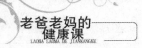

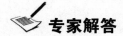

心理健康是指人的内心世界与客观环境的一种平衡关系，是自我与他人之间的一种良好的人际关系的维持，即不仅能获得确保自我安定感和安心感，还能自我实现，具有为他人的健康贡献、服务的能力。

心理平衡对促进身体健康有重要的意义，有了心理平衡，才能有生理平衡；有了生理平衡，人体的内分泌系统、免疫功能、神经系统、各器官代偿功能才能处于最佳的协调状态，疾病才会减少。因此心理平衡对人体健康有重要的意义。另外，心理健康可以充分发挥个人的最大潜能，以及妥善处理和适应人与人之间、人与社会环境之间的相互关系。

很多人认为，人到老年，在家抱抱孙子、看看电视、享享清福，那是多么幸福的事情。然而，老年人并不这样认为，他们不愿待在家里，在家里反而爱烦躁、发脾气、易生病，渴望理解和交流。那么，老人们都有哪些心理需要呢？

一、交往需要

多层次的交往是老年人正常的心理需要。老年人为排除生活中的寂寞感，喜欢在一起聊天；为了切磋某方面的技艺，也爱找有共同爱好的人交流；为了获得更多的信息，丰富自己的知识，老人们也需要广交朋友。

二、工作需要

离退休、病休的老年人多数尚有工作能力和学习要求，骤然间离开工作岗位肯定会产生许多想法。对这样的老年人如不给予工作和学习的机会，自己又不能创造这方面的条件，将会影响他们的身心健康。

三、自主需要

老年人大都沉着稳重，老练大方，阅历丰富，处世有方，因此干什么事都希望有自己的主张。这种心理上的自信和自主，是老年人的自主需要。

四、恭敬需要

人到老年，会感到孤独，希望得到社会的关心、单位的照顾、子女的孝顺、朋友的往来、老伴的体贴，使他们感到老有所依、老有所靠。老年人在从事养花、练书法、打门球、钓鱼等一切活动并取得进步后，特别希望得到晚辈的肯定、鼓励和恭敬，这样就会增添老人对生活的情趣。

五、求助需要

老年人由于身体衰老和健康状况等原因，生活自理能力有不同程度的降低，而产生求助的愿望。如果老年人在有病的时候，晚辈能自觉帮助他们完成日常生活无法独立完成的活动，则会使老年人感到心情舒畅。另外，老年人对社会、对群体的依赖也是一种求助心理。

六、和睦需要

老年人对家庭有一种较强烈的依存心理。他们虽然物质生活比较丰富，但仍期望得到家庭成员越来越多的关心、爱护、尊敬和信任。家人如果在日常生活中处处关心、体贴老人，家政事务主动征询并尊重老人的意见，这对老年人的身心健康是非常有益的。

七、安静需要

老年人一般都喜欢安静，怕吵怕乱。有时老同志就怕过星期天，这一天儿孙都来了，乱嚷嚷地过了一天，很多老年人是受不了的，他们把这天叫作“苦恼的星期天”。

八、求偶需要

丧偶的老年人独自生活，感到寂寞。子女照顾也非长久，别人都代替不了老伴的照顾，所以子女应该支持老年人的求偶需求。

健康提醒：让老年人快乐的食物

一、大蒜

大蒜是一种常见的调味作料，虽然会带来不好的口气，却会带来好心情。有科学家从一项针对大蒜对胆固醇的功效研究中发现，病人在吃了大蒜制剂之后，感觉比较不疲倦、不焦虑、不容易发怒。

二、南瓜

南瓜之所以能和好心情挂上钩，是因为它们富含维生素 B_6 和铁，这两种营养素都能很好地帮助身体所储存的血糖转变成葡萄糖，而葡萄糖正是脑部唯一“指定”的燃料，所以南瓜派也就被理所当然地认为是菜单上“最聪明”的甜点。因为每吃一口南瓜，就相当于同时摄取 3 种类胡萝卜素，这对预防心脏病、抗老化都十分有用。

三、菠菜

经研究人员发现，缺乏叶酸会导致脑中的血清素减少，严重的在 5 个月后会出现无法入睡、健忘、焦虑等症状。所有的绿色蔬菜和水果都含有叶酸，但还是数菠菜的含量最多。

四、樱桃

樱桃被一些西医称为“自然的阿司匹林”。这是因为樱桃中含有一种叫作花青素的物质能够在人体中“制造”快乐。有科学家认为，人们在心情不好的时候吃 20 颗樱桃，比吃任何药物都有效，而且吃水果比吃药物更健康。

五、香蕉

嫩黄色的香蕉不仅美味，而且含有一种称为生物碱的物质。生物碱可以振奋大家的精神和提高信心，而且香蕉是色胺酸和维生素 B_6 来源的主要渠道，而这些都可以帮助我们的大脑制造血清素。

六、开心果

坚果中的开心果不仅含有丰富的维生素 A 及维生素 B，还含有维生素 E，可以起到增强体质、抗衰老的作用，还能让你的心脏更健康，有个好心情。

七、卷心菜

卷心菜中含有的色氨酸，是一种蛋白质成分，这种天然的化学物质能够镇静神经，促进快乐激素样物质 5 羟色胺的产生。此外，卷心菜中还含有微量元素硒，这种元素也具有提高情绪的作用。

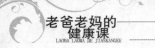

第二课

老爸老妈的心理保健

儿孙自有儿孙福，莫为儿孙做马牛

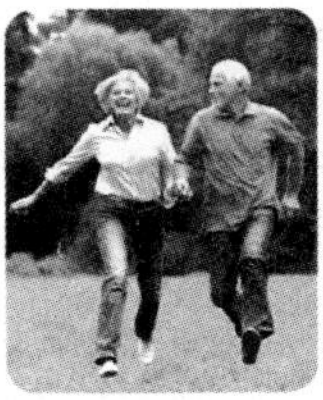

常有人把父母比作大山，因为大山最稳固，无论刮风下雨都始终屹立不倒。这个比喻非常恰当。自从孩子一出生，一直到成家立业，甚至是孙子上学的学费，都要负责到底，天下的父母为什么就对子女有操不完的心呢？

一向省吃俭用的张阿姨最近出手特别阔绰，竟然买了张价值15000元的保健按摩椅。电视的广告中说，此张椅子可以治疗百病，但实际上世上哪里有百病全治的仙丹呢？张阿姨的好友们都说她上当了，可张阿姨却说，上当了我也不后悔，我买的是舒服、痛快！

张阿姨的这番话，让大家丈二和尚摸不着头脑。原来，张阿姨是思想上发生了巨大变化。以前张阿姨的节俭是出了名的。她和老伴担心，现在的社会竞争这么大，以后儿子没有工作该怎么办呢？于是他们省吃俭用，把节省下来的钱全部存起来，以便儿子以后用。

前年，儿子结婚了，老两口拿出大部分积蓄，花了15万元给儿子付了首付，买了一套房。去年，儿子嫌工作挣钱少，说要下海经商，又从老人那儿拿了10万元。老两口满怀希望地认为，等儿子有本事了，挣了钱，自己也可以跟着风光风光。但不争气的儿子却沉溺于赌博，把所有经商的钱全都输掉了。

如今，张阿姨终于看透了，对谁好也不如对自己好，都说“人留子女防备老，树留根芽待来春”，那也只不过是一种美好的希望而已。于是，张阿姨“痛定思痛”，买了这张按摩椅。张阿姨说，毕竟自己坐着舒坦了。

可怜父母一片苦心付诸东流，像张阿姨这样真是“哑巴吃黄连，有苦说不出”。还好，张阿姨能够及时“醒悟”。但在现实生活中，还有很多父母，明明知道儿女靠不住，却还是心甘情愿地把自己的养老金拿出来给儿女用，到最后弄得“人财两空”。

现在社会上出现了一批“啃老族”。“啃老族”也叫“吃老族”或“傍老族”，顾名思义，就是不愿意找工作或是主动放弃就业机会，赋闲在家，衣食住行全靠父母的一类群体。这类人的年龄在23～30岁之间，并有谋生能力，却仍未“断奶”，得靠父母供养。

那么，我们不禁要问，是谁催生了这一新新人类，还不是我们这些供养儿女、大包大揽的父母？生下孩子，首先要给他们提供吃、穿、住、行，然后让他们读书、受教育，直到孩子终于学业有成。按理说，此时父母也该逸养天年了，可是，孩子结婚、买房，甚至买车，样样还是父母来掏钱。

都说父母的爱是伟大的、无私的，父母的恩情深似海，可你知道吗？正是因为你的恩情才使子女淹没在这似海深情里，无法早日自力更生。俗话说：“儿孙自有儿孙福，莫为儿孙做马牛。”这句话几乎人人都听过，但真正明白其中道理的又有几人，明白了真正做到的又有几人。

即使你再帮儿女，也不可能照顾他们一辈子呀！他们有他们的人生，他们有他们的活法。作为老人还是应该享享清福，儿孙自有儿孙福，莫为儿孙再操劳了。但是如何才能做到这一点呢？

一、该放手时就放手

父母只能陪孩子走人生的一小段路，剩下的路要由他们自己去走，而不是像现在的小学生似的，孩子在前面拿着零食，边走边吃，家长背着书包走在后面。如果孩子长大成人了，父母依然不敢或是不肯放手，孩子终究只能是温室里的花朵，见不了天。孩子需要经风雨，受挫折，没有经历风雨的孩子是永远也长不大的。

如果你此时不放手，还是一味地帮着孩子，结婚给钱，买房给钱，买车给钱，甚至是孙子上学还要掏钱，那么，等你百年之后，你能放心吗？你的孩子会不会连套在脖子上的大饼都不知道吃呀？懂得放手，是一种智慧，更是对孩子最好的爱。

二、该心狠时绝不留情

当孩子从学校出来，第一次走进社会准备找工作时，你就应该告诉他：现在，你已经完成学业，有自食其力的能力了，以后要自己挣钱养活自己，我不可能像以前那样给你提供生活费。此时，你必须让孩子知道，做父母的义务已经完成，剩下的路你要自己走。

有的父母一见孩子在外面受了委屈，比如第一次面试失败，第一次被辞退，他们就会主动对孩子说：别着急，工作慢慢找，总会找到合适的；没有钱，我先给你。这样做，无疑是给孩子留了后路，让孩子有依靠，有理由拒绝工作。

大家都知道，小鸟在飞出父母的怀抱时，要经历无数的跌倒，但鸟妈妈、鸟爸爸依然会坚决地将它们推出鸟窝，最终小鸟学会了飞翔，并且飞得很高。面对失败的孩子，我们应该给予鼓励，但更多的是要他们去面对，去进行下一次尝试。

三、授人以鱼，不如授人以渔

世界首富比尔·盖茨决定百年之后把自己的全部遗产捐给社会，而给予儿女的却是极少的部分。他这样做，就是要断了孩子的念想，不要让他们成为“坐吃山空”的“啃老族”，而是要做自立自强的人，而不是成为父母的寄生虫。

比尔·盖茨的这种爱才是最伟大的、最有远见的爱。中国的父母也应该好好学习盖茨，不要把省吃俭用一辈子积攒下来的钱毫无条件地留给儿女，否则，自己老年生活的温饱都会成为问题，到那时再后悔，晚矣！

小贴士：什么是心理断奶

对于“心理断奶”这个词，很多人并不是很了解。在人的成长过程中，有两次断奶期，即生理断奶期和心理断奶期。生理断奶期发生在孩子一岁左右，这个并不难理解。还有一个就是心理断奶期。

心理断奶期一般在青春期，此时的孩子逆反心理特别强，自主心理也较强，他们会主动脱离父母的管制，要求自由，要求有自己的空间。这时只要父母把握好尺度，看好孩子，别让他们沾染不良习惯，就可以让孩子顺利度过心理断奶期。

但现在很多父母在孩子青春期时不注意培养孩子的独立意识，不让孩子有独立的思想，以至于孩子一直处在父母庇护下成长，直到走向社会。这也就是为什么很多大学生毕业后不愿意就业，继续生活在父母的庇护下的原因，也是啃老族的主要原因之一。

在大学生的招聘会上，经常可以看到一些学生由父母陪伴来找工作，这就是依赖性过强、心理断奶期延长的表现。虽然这并不构成心理疾病，但也不利于孩子的成长。这些人难以有良好的社会适应能力，承受挫折、压力的能力都很弱，如在生活中遇到不如意，就可能对自己、对生活失去信心，或自暴自弃、怨天尤人，长期下去，很容易引发一系列心理问题。

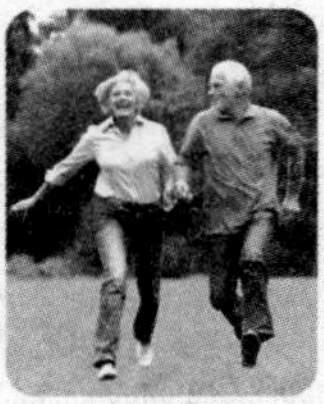

正确看待儿女们的孝顺

什么是孝顺？有的人说，儿女经常给我打电话聊天就是孝顺；也有人说，我生日的时候，儿女给我大摆寿宴就是孝顺；还有人说，儿女都成家立业，不用我操心就是孝顺……关于孝顺，不同的人有不同的答案。

孙老伯今年已近古稀之年，如今三个儿子、一个女儿都已经成家立业，日子也过得不错。孙老伯感到非常欣慰，但同时他又有些不知足，他总觉得女儿们不孝顺他。而在外人眼里，孙老伯是非常幸福的，儿女们虽然远在外地，不能经常回家看看，但常会给他邮寄衣物、食品。前不久的一件事，却改变了孙老伯的看法。

上个月的一个周末是孙老伯的生日，由于今年生日正好赶在周末，儿女们商量好，一起回家给老人过生日。大家商量好后，就电话通知了孙老伯，大儿子还神秘地跟父亲说，他要送一件特别的礼物给他。孙老伯并没有在意，心想有什么特别的，你有的，我也有，有什么稀罕玩意儿呢？

到了过生日的那天，儿孙齐聚一堂，一家人其乐融融，正准备开饭的时候，大儿子神秘地从厨房端出一盘特殊的菜——懒豆腐。老人看到这盘菜，老泪纵横，用手摩挲着儿子，心中一阵阵的感动，不停地说道：多少年了，我对它一直情有独钟呀！

孙老伯之所以会如此激动，都源于那段艰苦的岁月。以前家里非常穷，为了填饱肚子，孙老伯的老伴就用花生榨干后的渣子、田间野草的干叶子和碾碎的黄豆瓣做成一种"懒豆腐"的食品。以前，孙老伯有时间的时候，经常给孩子们动情地讲那段艰苦的日子。

大儿子将父亲讲的这些都牢牢记下了，前段时间，大儿子出差，偶尔看到别人做的菜和父亲说的差不多，就向人家拜师学艺，讨教了一手。没想到，一盘"懒豆腐"却让老人感到如此的满足与幸福。

其实，老人的愿望都是容易满足的。老人经历的世事太多了，对身外之物已然看得很淡，不再希冀儿女们的物质补贴，而心灵上的安慰才是最大的幸福。而作为儿女，往往不懂得这些，认为只要老人穿暖、吃好就是幸福了，于是给父母寄钱、寄衣物，因为他们觉得这就是孝顺。

什么是孝顺，不同的人有不同的体会。儿女认为的孝顺，也许在你看来不屑一顾，但并不能说明他们不孝顺，不要总拿着自己的衡量标准去判断孝顺与不孝顺，对儿女应该多一些宽容，多一些体谅。其实，儿女心中是有父母的，只是你没有体会到罢了。

说到历史人物中的徐庶，大家可能都比较熟悉，他是一个有名的孝子。曹操看中了他的才华，于是就利用他孝顺的这一弱点，将他的母亲抓起来作为人质，逼迫他归顺自己。无奈之下，徐庶弃明投暗，泣别刘备而苟且曹营。谁知，徐母得知此事之后，竟一气之下悬梁自尽了。那你说，徐庶这样做，是孝顺还是不孝顺呢？

关于这个问题，不同的人看法肯定也是不同的。不过，如今也有许多老人并不能像徐庶的母亲那样是非分明。比如，有的老人就为过生日那天儿子没有给他摆寿宴，只给买了生日蛋糕而生气。原因是儿子是国家干部，从廉洁的角度考虑，才没有按照老人的意思做，而老人却想趁着摆寿宴的机会大揽财物，老人一个劲儿骂儿子不孝顺。

不同的人对待孝顺的理解都不同，那么，老人应该如何看待儿女的孝顺问题呢？

一、善于换位思考

儿女是父母的贴身小棉袄，儿女的孝顺是老人的美容膏。但是，天再冷，棉袄也不能天天搭在身上；想变漂亮，美容膏也不能天天糊在脸上。老人在家庭中不能处处都以老自居、喜欢指挥别人，经常对儿女指手画脚，要求儿女们一定按照自己的意愿去做，否则就是不孝顺。这样做，当然是不对的。

老人有时也应该反省一下自己，看看哪些事情上没有体会到儿女的感受，采取了独断专行的政策了。总之，处理家庭事务时，应该适当站在儿女的角度上去思考问题，儿女最近没有回家看望自己，打电话问问儿女是不是遇到什么不顺心的事了不想让父母操心，或是工作太忙没时间回来了。如果能这样做，一切也就坦然了。

二、及时处理与儿女的矛盾

俗话说："牙齿也会磕嘴唇，左手也会碰右手。"父母与儿女即便再如何亲密无间，生活中也难免会有磕磕碰碰的时候。更何况现在是一个有代沟的时代，不是说，三岁一个代沟吗？如果这样算下来，你和儿女之间是不是隔着一个雅鲁藏布大峡谷呢？

如何才能使天堑变通途呢？那就是沟通，与儿女之间发生矛盾之后，及时和儿女进行沟通，让儿女了解自己的想法和感受，这样也便于消除误会；否则，时间长了，隔阂就会越来越大，到时候也许就不是隔着一个雅鲁藏布大峡谷了。一家人哪有那么多的恩仇，在愉快的沟通中，气就出了，心情就舒坦了，烦恼就没有了。

三、不要拿金钱来衡量儿女是否孝顺

有些老人有攀比心理，总喜欢拿他人和自己比较，看到别人的孩子给父母买了什么补品、按摩理疗仪器，就回家说给自己的儿女听，要求儿女也去买。

这种以别人的孝敬之行要求自己儿女的做法是非常不妥当的。金钱不是衡量孩子是否有孝心的标准，如果孩子的生活条件也不好，这样的要求不仅让儿女为难，也给自己的心挂上了一把沉甸甸的大锁，这又何苦呢？

小贴士：儿女不赡养，老人应该怎么办

子女对父母的赡养主要是指子女在经济上、物质上为父母提供基本的生活条件。对于不赡养老人的，要追究相应的法律责任。《婚姻法》中规定：子女不履行赡养义务时，无劳动能力的或生活困难的父母，有要求子女付给赡养费的权利。《老年人权益保障法》也规定：赡养人不得以放弃继承权或者其他理由，拒绝履行赡养义务。

对于不履行赡养义务的子女，老人（指年满 60 周岁的人）有要求赡养人付给赡养费的权利。老人可以要求有关部门，如子女所在单位或居民委员会、村民委员会调解，也可以直接向人民法院起诉。法院调查后，要强制子女履行赡养父母的义务，根据当地生活标准，判决子女给付赡养费用；也可根据老人追索赡养费的申请，在判决作出前，依法裁定子女先行给付一定的赡养费用，以解决生活急需。

如果子女虐待遗弃父母的，还要追究刑事责任。虐待父母，情节恶劣的，依照《刑法》的相关规定，处 2 年以下有期徒刑、拘役或管制；使被害人重伤的，处 2 年以上 7 年以下有期徒刑。对遗弃老人，情节恶劣的，构成遗弃罪，按照《刑法》相关规定，处 5 年以下有期徒刑、拘役或管制。

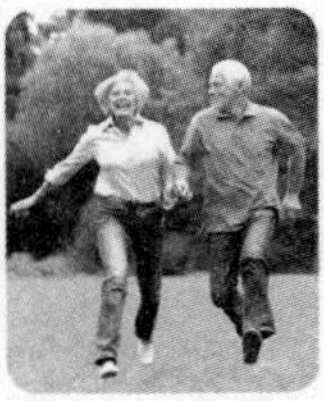

宽容子女，自寻乐

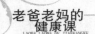

老人往往是传统和陈规陋俗的代表，而子女则是新思想、新潮流的代表，双方在一起，必然会有许多隔阂，许多冲突，如果不能及时化解，就很可能演变为家庭战争。如何才能享受“太平盛世”，宽容是最好的方法。

袁大妈今年69岁了，与儿子、儿媳同住一个屋檐下。已经有20多年了。这20多年来，袁大妈从来没有和子女们红过脸，日子一直过得很太平。她与儿媳的关系甚至比女儿还亲，常常有说有笑的，真是羡煞旁人呢。

当别人问袁大妈为什么能和儿子、儿媳相处得这么好时，袁大妈很自豪地说，第一，我从来都不把自己当成他们的长辈，我就好比他们的知心姐姐，他们有什么事情，当然愿意和我说了；第二，要善于宽容子女，不拿自己的标准去衡量孩子们，即使他们做错了，也不要总放在心上，因为人难免有犯错的时候。这样，我当然很快乐了。

其实，在袁大妈家里，只要没有外人的时候，她的儿子、儿媳都称她为袁大姐。儿子说，他感觉母亲就和他同龄一样，每天下班的时候，我会边开门边嚷：袁大姐，饭做好了吗？今天吃什么呀？妈妈从来都不生气，她说，她愿意我们这样称呼她，因为这样她会感觉自己很年轻。而我们做晚辈的跟她相处起来，也很轻松，没有拘束感。

现在的年轻人，受过高等教育的居多，一些所谓的传统和陈规陋俗已被他们唾弃。年轻人更多的是讲平等，讲民主的，而且还很叛逆。而老人观念守旧，重礼节，一些为年轻人所唾弃的东西，老人却视为珍宝。

如果老人和儿女共同生活在一个屋檐下，就常会因思想观念、价值取向、生活方式等方面的差异而产生分歧，而这也常常成为家庭关系紧张的一个重要原因。一方面，老人常常抱怨自己是费力不讨好，做长辈难；另一方面，晚辈觉得老人太顽固，太死板，很难相处。那么，老人如何才能与晚辈和平相处呢？

一、学会换位思考

在现实生活中，老年人要常常试着站在晚辈的角度去思考问题，不要总以自己的老思想、老观点去要求儿女。比如有的老人嫌弃儿女懒，不做家务，或者抱怨儿女周末常睡懒觉。其实，关于这个问题，老人只要能换位思考，是能够理解儿女的。现在社会竞争激烈，孩子们要忙事业、忙家庭，还要时不时地去充电，他们承受着来自方方面面的压力，而不是像老一辈那样有铁饭碗可端，所以老人要为晚辈提供一个和谐宽松的家庭环境。

二、老人要起到表率作用

孔子曰："欲齐其家者，先修其身。"老人要想在家庭中有一定的魅力、一定的威信，就要先重视自身的修养，为晚辈做好表率带头作用，如果只是一味地要求晚辈，势必会造成晚辈的反感和不满。老人只有做到大事面前不糊涂，家庭琐事不钻牛角尖，才能使家庭充满欢声笑语。

三、不要总以长者自居

有些老人总喜欢"倚老卖老"，认为晚辈就应该听自己的，动不动就挑晚辈的不是，这不对，那不对，看什么事情都不顺眼。这样做，很容易使晚辈觉得你这个人很苛刻，很难相处，对你产生反感，当然，对你的要求也只会是敷衍了事。

四、多与晚辈沟通

俗话说，马勺儿哪有不碰锅沿儿的，住在一起，难免会有个磕磕碰碰，有了矛盾，就应该想方设法去解决，而沟通是打开心结的钥匙。晚辈一般都有自己独立的想法，所以老人不一定非要把事情弄得很严肃，有时见缝插针或旁敲侧击也能起到很好的作用。在适当的时候，多与晚辈沟通，了解他们的想法，也说说自己的看法，一家人没有解不开的心结。

另外，老人与晚辈相处还有一个难点，那就是婆媳关系。自古以来，婆媳都是一对冤家，相处起来也比较难。其实，婆媳相处只要掌握几个技巧，婆媳相处得其乐融融也并不是一件难事。

技巧一：不拿自己的过去要求儿媳。

有些老人，一旦儿媳过门，就开始“传道授业”，讲大道理：我在做媳妇的时候，是如何如何做的，你嫁到我们家就是我们家的人，应该遵守我们家的规矩。

殊不知，这一句话就会令你成为一个苛刻、令人反感的婆婆。现在已经不是旧社会，现在的女人和男人一样，养活家庭，照顾子女，她们毫不逊色于男人。因此，作为婆婆，如果你这样跟儿媳说话，她肯定不会接受，即使嘴上不说，心里也会认为你是个老古董。

技巧二：不要有意无意地提高自己的地位。

有些婆婆认为，女人结了婚，心就要向着夫家，不要总对亲生父母问寒问暖，即使是问，也应该问自己的婆婆。这样的婆婆真的是很无知。

试想一下，你的儿子对待岳母和你是一样吗？儿子是你生的，是你养的，不仅有血缘关系，而且还有多年的感情在里面。而对一个毫无血缘又没有多少感情的岳母来说，儿子对待两位老人的态度当然不会一样。同样的道理，儿媳也做不到这一点；强求也起不到任何作用，只能增加对你的反感。相反，如果你能把儿媳当成自己的亲生女儿一样对待，对她关心、照顾，她当然也会尊重你、爱你。

技巧三：不过问儿子、儿媳的内务。

儿子、儿媳有他们自己的生活方式，作为婆婆不要过问太多，尤其是关于钱的问题。比如，有的老人要求儿媳将财政大权交由儿子管理，这样必然会伤到儿媳，甚至使两人的夫妻感情受到影响。还有就是，小两口赌气或吵架，做老人的最好是装聋作哑。俗话说：“天上下雨地下流，小两口吵架不记仇。”如果一旦插手，又评判不公，很容易使矛盾升级。

小贴士：老人与晚辈相处十不要

老人与晚辈相处，很容易发生一些小摩擦，谨记下面的十不要，有利于搞好家庭关系。

一、不要唠叨。晚辈做错了事情，要耐心指教，批评完就完，不要总唠叨个没完。

二、不要偏袒。对儿子、儿媳、女儿、女婿要一视同仁，不偏不倚，不要厚此薄彼。

三、不要猜疑。不要见风就是雨、无事生非、乱猜疑。

四、不要挑剔。儿女有儿女的思维方式、生活方式，不要样样看不惯，横挑鼻子竖挑眼。

五、不要专断。不要只片面要求儿女尊重自己，不替儿女考虑，只强调儿女必须按照自己的意愿去办。

六、不要冷漠。对儿女要和蔼可亲，不要总拿长辈的架子压别人，整天板着脸。

七、不要偏激。遇事要冷静，不要对儿女的事情不分青红皂白地横加指责、教训。

八、不要迁就。不要对子女的缺点、错误一味姑息迁就，该指正的一定要指正。

九、不要争钱。不要在金钱上与子女斤斤计较，这样很容易伤了和气。

十、不要传话。不要在亲友中议论晚辈；更不要在儿女中传话，说某个人的坏话，以免造成误会。

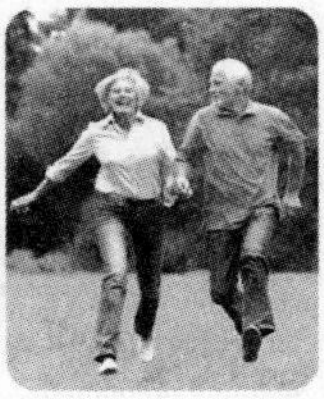

退休，也是一种美好生活的开始

退休是人生的一大转折，它预示着原来紧张忙碌的生活开始变得轻松悠闲，以前逢年过节家里车水马龙，而如今已是门可罗雀。生活环境发生的巨大变化，常常使老人一时无法适应。其实，老人应有这样的认识，退休也是一种美好生活的开始。

老吴，是一位国家干部，担任行政领导多年。工作上认认真真，勤勤恳恳，具有极好的口碑。虽然工作比较辛苦，但老吴精神饱满，吃得香、睡得好，从来都没有觉得自己比年轻人差在哪里，一直认为自己的心态很年轻。

转眼老吴60岁了，到了退休的年龄了。老吴心想，累了大半辈子，这下该好好放松了。老吴办完了退休手续，就开始计划自己以后的生活。退休后的前两个月，老吴感觉还好，身心轻松，如释重负，好像骤然离开喧嚣的城市到了一个幽静的乡村别墅一样。从来不管家务的他也开始帮助老伴买菜做饭，日子过得挺好。

两个月过去了，他渐渐地有一种度日如年的感觉，早上老早起来，却没有事情可干，坐在沙发上一个劲儿发呆，十分无聊，心里总觉得空落落的。用他的话说就是一天就是三顿饭，吃饱没事干。日子虽然清闲，但他却感到非常累，常感到腰酸背痛，有时还感觉出不来气，脾气也大变，动不动就大发脾气，整天一副忧心忡忡的样子。老伴开始以为他的身体出了什么问题，到医院检查，却非常正常，这让家人很是为他担心。

进入退休年龄，不少人会像老吴这样，寂寞、失落，并由此而引发情绪上的变化，总是烦躁不安、闷闷不乐，导致失眠、多梦、心悸且有阵发性全身燥热感……从有规律的在职生活转变成慢节奏的悠闲生活，一些老人退休后会突然有种无所适从的感觉，我国心理学家称之为“灰色心理”。这实际反映了中年人向老年人的过渡阶段中心理上的失落感。那么，该怎样克服老年人的“灰色心理”呢？

一、退休老人的一般心理反应

1. 对工作和同事的依恋

随着退休年龄的到来，即将从工作了几十年的工作岗位上退下来，难免会有所不舍，望着曾经工作过的环境以及熟悉的同事，一旦离去，心里总会有一种失落感。

当有的人得知自己即将退休时，他们对工作表现得更加积极。还有的人在退休前的最后一段日子，每天都早早地来到办公室，摸着用了多年的办公椅和桌子，潸然泪下，难以割舍的感情溢于言表。另外，退休人员的内心深处也会产生失落感，感到空虚寂寞。

2. 寂寞，无所事事

以前，上班的时候，每天的工作都安排得井井有条；如今，紧张忙碌的生活一下子平淡、悠闲下来。这种生活节奏的变化，让老人很不适应，甚至会感到生活没有意思，非常无聊，从而容易产生孤独、空虚、寂寞的感觉。

如果这种寂寞、无所事事的生活长时间得不到改变，不能及时地调整心态，转移注意力，老人的精神压力会越来越大，导致烦闷、空虚、无所适从和情绪压抑，很容易引发心理问题。另外，有些老人退休后，会随儿女一起到外地生活，这样生活的空间越来越小，身边没有熟悉的朋友，会越发感到寂寞和空虚了。

3. 自我保护心理

退休就意味着职权的丧失，经济收入的下降。在一些家庭中，收入的降低往往会影响到在家庭中的地位。这样，退休的老人自然会对自己进行自我保护。

比如希望原来单位的领导逢年过节的时候依然来看他，依然重视他，或者喜欢以前的老同事依然用原来的职务称呼自己。他们喜欢人们

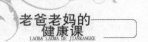

依然一如既往地关注他们，单位里遇到什么事情，依然能够听取他的意见，等等。

4. “老了，没用了”的自卑心理

退休就意味着社会地位的变化，老人会觉得以前自己说句话，在单位里或是家里举足轻重，而如今大家都不把他的话放在心上，他的所作所为已经无足轻重了。这种落差很容易使老人觉得自己老了，没有用了，他们感到非常自卑。

二、退休老人的心理调适

1. 不妨阿Q一点儿

老人应该认识到：退休是任何人都必须经历的，是一种正常的社会现象。它是社会生活中的新陈代谢，只有不断地进行新老的更替，社会才会发展。所以，老人不妨这样劝慰自己，自己退下来，是为了下一代；为让他们更好地发挥自身能力，作为长辈需要一点儿牺牲精神。

2. 做好退休前的心理、行为上的准备

即将到了退休年龄的时候，首先要在心理上进行调整，使内心提前接受这一事实。另外，还有必要调整自己的业余生活，培养生活情趣和爱好，丰富生活内容，避免过于单调；安排好起居，讲求劳逸结合，保证睡眠充足，从而实现退休前的顺利过渡。

3. 改变环境，激发新的活力

退休后，原来的生活规律被打破，会带来诸多不适，因此，要尽快给自己重新定位。比如，学习上网，进老年大学深造，定期到老年活动中心锻炼，等等。这样生活上有了新的目标，精神上就会有所寄托，才能实现心理平衡。

4. 继续为社会发挥余热

如果老人身体允许，也可以继续做一些力所能及的工作，继续为集体、国家发挥余热。或从事一些公益活动，如组织社会力量办学、办企业等。事实证明，只要老人心不老，身体健康，完全可以在新的天地里大有作为。

5. 培养兴趣，广交朋友

退休之后，日子比较清闲，老人可以培养自己的兴趣爱好，有广泛爱好的人，才能更充分享受闲暇日子所带来的生活乐趣，不容易出现心理负担和异常。善于结交朋友，在退休后才能在生活中得到和外界交流的机会，使心情更加开朗。

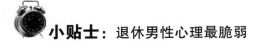

小贴士：退休男性心理最脆弱

据香港大学的一项调查显示，退休后的老年男性与老年女性相比，更易产生孤独、抑郁、易怒、偏执、轻生等心理症状。但是老年女性与配偶生活在一起，却很少出现不良的心理症状，那么，为什么退休男性的心理更加脆弱呢？主要原因有以下两点：

第一，社会角色的变化。退休后，老年男性的社会角色的变化更加强烈。而相比之下，老年女性在这方面的变化并不大，她们只是减少了一种社会角色，在家庭中的角色基本没有发生变化。

第二，自尊心过强。多数老年男性当心里出现不愉快的事情时，不愿意主动与他人交流，有时甚至进行有意的伪装，过强的自尊心和好面子使男性更容易发生心理危机。而老年女性则能通过唠叨、聊天等方式与其他人交流，从而减少心理问题的发生。

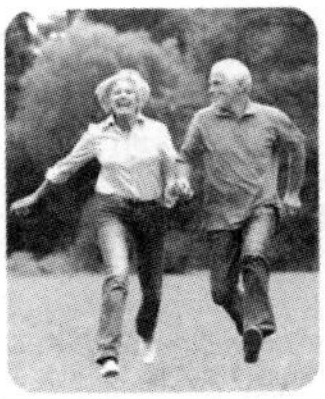

做一个高龄“新人类”

人总有老的时候，不过，这只是生理上的老化。生理的变化是客观规律，谁也无法改变。但绝不能在心理上产生老化。现在很流行一句话：年龄不是问题，关键是心态。那么，做一个时尚老人吧，“60 岁的年龄，30 岁的心态”不是不可以实现！

今年 62 岁的冯大爷做了一件令同龄人惊天动地的事情——开网店。在很多人看来，开网店那是属于年轻人的玩意儿，但是冯大爷不仅开了网店，而且把网店开得很红火，一个月下来，他开网店的收入也有一千多元呢，都快赶上他的退休金了。

要说冯大爷开网店，还得从前年说起。他自从退休后，就帮着儿子看孩子，可小孩子刚刚十来岁，就迷上了电脑游戏。每天打游戏，冯大爷是又急又气，管他吧，他还振振有词，说冯大爷是个老古董，不懂得电脑。

冯大爷一听，非常生气，第二天就从银行取了 4000 块钱，买了电脑，还报了电脑学习班。两个月过去了，冯大爷的电脑玩得是相当的好。可他总觉得家里多了这个东西，又不能生钱，挺碍事的。一天，儿子的话让冯大爷茅塞顿开，儿子开玩笑地说，老爸是个高龄“新人类”，还学会了电脑，不妨也开个网店吧。

从那以后，冯大爷每天都向儿子请教开网店的知识，慢慢地，自己也摸出了个门道，就这样网店顺利开张了。冯大爷的这一系列变化，让孙子是刮目相看，再也不敢小瞧他了。如今，冯大爷又有了新打算，他想筹划着要办一个网店培训班，让更多痴迷上网的年轻人变弊为利，也算是为社会做点儿贡献，发挥一下自己的余热。

说到时尚、新人类，人们常常会想到穿着露脐装、梳着各异发型的年轻人，似乎只有年轻人才能和时尚这个词联系到一起。其实，时尚是每个人都可以拥有的，不管你是年轻也好，年老也好，只要你保持一个年轻的心态，那么，时尚就属于你！

在现实生活中，现在的老人大多已不再是“暮气沉沉”、“食古不化”的代名词，他们再也不像失去战场的将军一样，慨叹英雄无用武之地，他们和年轻人一样，活得更加积极，更加乐观向上。

细心观察，你会发现越来越多的老年人已经步入了时尚的行列。在电脑前，老年人毫不逊色于年轻人，他们上网浏览网页、上网聊天，俨然一名“网虫”；在健身房里，你常会看到有老人和年轻人一样，挥汗如雨，俨然一副“老当益壮”的架势；在公园里，老年人成双成对，促膝长谈，其浪漫之情绝不亚于年轻人。这就是当代高龄的“新人类”。

那么，什么才是时尚呢？对于老人来说，应该如何做才能做到时尚呢？“时尚”这个词已经流行很久了，关于什么是时尚，不同的人会有不同的理解，每个人心中都有自己的时尚，比如2005年中国的时尚是“超级女声”，2006年世界的时尚是世界杯。但总的来说，时尚带给人的是一种愉悦的心情和优雅、纯粹的感受，赋予人们不同的气质和神韵，能体现不凡的生活品位，展露个性。但是作为老人，追求的时尚还是不同于年轻人的。

一、老有所为

老人生活相对清闲，但并不代表无事可做。一个白天盼天黑、晚上盼天亮、无所事事的老人的生活，也会是一团糟的。积极的生活态度就是时尚的基础。

老人应该积极参加一些社会活动，或是社区活动。现在不是有很多社区举办了老年活动中心吗？在那里学习唱歌、跳舞都是丰富生活的好方式。就连年轻人比较青睐的模特，老年朋友也不妨试试。俗话说，最美不过夕阳红嘛。

二、建立良好的人际关系

老人的生活不能总以家庭为中心，整天围着老伴、儿女们转，应该走出家庭的小圈子，在生活中广交朋友。爱因斯坦说：“人世间最美好的东西，莫过于有几个头脑和心地都很正直的朋友。”常跟朋友、同事交往，常聚在一起聊聊天，心中就常会有一种满足感。

三、打造老年人妆容

美是每个人的追求，上了年纪，更应该好好美一美，美丽的妆容也会使心态年轻不少呢。不过建议老年人应避免浓艳有光泽的化妆品，应尽量选择一些液状粉底，用量不宜过多，薄薄一层就能增加面容的红润和透明度。

还有就是恼人的老年斑了，可用遮瑕膏遮盖，注意选择偏粉色的油状遮瑕膏，因为老年斑的颜色多偏暗偏棕与粉色遮瑕膏混合可呈现自然肤色。另外，眼部也是美容的重点，眉毛选择眉粉修饰，而眉笔的修饰效果过于僵硬，还可以涂一些偏粉色的眼影。

四、学会“玩”

玩就玩得投入，放松、痛快、潇洒。老年朋友如果体力允许的话，也可以组织老年朋友一起去旅游，走出每天到小区散步的小生活圈，到外面的世界看看，尽量使自己融入更加丰富多彩的生活，真正做到“老有所乐”，精神有寄托。

五、自我激励

每一天的生活都是新鲜的，都是充满挑战的，老人在日常生活中，可以不断给自己定下小任务，比如一个月内我要学会唱几首流行歌曲，或者做几个拿手菜。有了目标，适当进行自我激励，生活就会更有情趣。

小贴士：看看你是属于哪种类型的老人

联合国下属的老年研究机构曾对20多个国家的55~79岁的600名民众进行了一项生活方式调查，研究发现，高龄者可分为四种类型：

第一种为“清心寡欲保守传统型”，这种类型较接近传统上对老年人的印象；

第二种为“乐观友善健康平和型”，这种类型的老人喜欢锻炼，心地善良；

第三种是“终身学习自我挑战型”，这种类型的老人热爱自然，热爱生活，一直贯彻“活到老、学到老”的精神；

第四种是“享受人生乐天行动型”，这种类型的老人永远神采奕奕、朝气蓬勃、行动敏捷，对新鲜事物充满好奇，具有挑战精神。

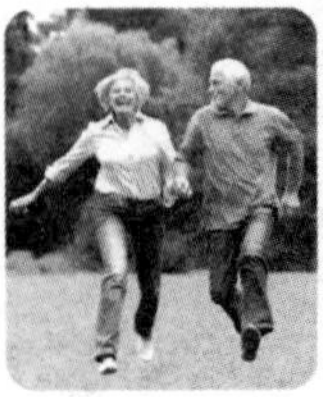

老年夫妻要做到心理相容

一起走过坎坷岁月的夫妻就像是陈年的老酒，香醇，醉人。按理说，此时的夫妻是最幸福的，人生的大事都已经完成，剩下的时间就是相偎相依了，但有的夫妻仍然是“战火不断”，这是为什么呢？缺乏情感的交流和沟通是关键。

方阿姨和老伴都退休在家，为了丰富生活，两人都参加了社区举办的老年舞蹈队。都说夫妻配合最默契，这话一点儿都不假。方阿姨夫妇在舞蹈队里相当的活跃，舞蹈跳得特别好，还曾经代表社区参加了市里的老年舞蹈比赛，并且拿了奖呢。

随着生活范围的扩大，方阿姨的思想也变化了不少。以前，她认为人都到了这把年纪了，还讲究什么时尚、穿什么名牌，但现在不一样了，她觉得生活就应该有滋有味，老年人也应该美。于是，方阿姨的衣柜里面衣服渐渐地多起来了。

方阿姨除了打扮自己，她希望自己的老伴也能够穿得时髦一些，打扮得靓丽一点儿。但老伴却觉得人老了还穿什么漂亮衣服，再说几十年节俭惯了，那些时尚衣服都很贵，认为没有必要花这个钱。

为此，方阿姨感到非常苦恼，认为老伴思想保守，跟不上形势；经常和自己出去跳舞，总是那么土气，两人一点儿也不般配。当她把这些想法说给老伴听时，老伴认为，她看不起他了。为此，两人常常吵架，平静的日子也多了一份火药味，也很少一起去跳舞了。

方阿姨的故事告诉我们，生活观念不一致是导致夫妻产生分歧的根本原因。随着人们生活水平的不断提高，人们的生活观念也发生了很大的变化，如果夫妻之间的观念变化不平衡，就很容易导致矛盾的产生。防止矛盾的产生，就要做到心理相容。

夫妻相容应该做到互相尊重、互相信任、互相倾诉、互相磨合。而要实现夫妻之间心理相容，很重要的一点就是夫妻之间情感的交流和沟通。这在婚姻关系的每一个阶段都是很重要的，而这点却是很多老年夫妻所忽视的。

一、保持自我，尊重彼此

这是夫妻相容的基本要求。在如今崇尚个性、自我的时代，要做到互相尊重却不是一件容易的事情。有些老人总是习惯以自我为中心，按照自己的意愿做事，从不考虑对方的感受，而且还把对方的顺从看作是看重自己的表现。这种做法很容易导致夫妻双方心理上的失衡。爱的前提，首先是尊重，使夫妻双方实现心理上的平等。

当然，我们说的尊重，并不是要牺牲自己。在不伤害对方的情况下，每个人都有保持自我的自由，但这种自由不能是强迫别人而得来的；同样，也应该尊重对方的个性，不干涉对方。

二、不乱猜疑，信任对方

夫妻二人经历了多年的风风雨雨，该有的考验也都考验过了，就应该给予对方全面的信任，不可以胡乱猜忌，否则就会伤害对方的感情，使夫妻感情出现裂痕。

其实，对对方的不信任，有时就是缺乏自信造成的。比如有的老人因疾病身体残疾了，总担心老伴会嫌弃他、抛弃他，于是，老伴一回家晚了，就开始挑衅一样向对方提出质疑，问这问那，结果使夫妻感情弄得很尴尬。

三、关爱对方，就说出来

有人认为，都老夫老妻的了，总甜甜蜜蜜有些肉麻，甜言蜜语是年轻人才做的事情。其实不然，只要是夫妻，甜言蜜语都是少不了的，它就好比是夫妻关系的润滑剂，不要总认为你即使不说，对方也会心照不宣。

所以，关爱对方，就请用语言表达出来，让对方知道我是多么的关心你、爱你。在如今这个高速运转的社会里，不能总期待“心有灵犀一点通”，还是直接表达出来吧，这样总比对方雾里看花来得更直白、更真实。

四、相互配合，互相磨合

世界上没有相同的两片叶子，同样的道理，人与人之间在性格、爱好和生活习惯上也不可能完全一样，会出现分歧。因而，不能只想着让对方来适应自己的性格，而是应该互相配合，大家都适当让步；否则，就会使矛盾越积越多，甚至有可能使婚姻走到尽头。

五、互帮互助，相互慰藉

年少夫妻老来伴，步入老年的夫妻之间更需要相濡以沫，无论在精神上还是生活上，都需要彼此关心、彼此照顾，这种需求是任何人都无法取代的。所以，当一方因生理变化或发生某些意外而产生烦恼时，另一方要及时给予安慰和帮助，而不是一味地责备对方或是唠叨个不停；否则，会让对方感到非常的无助。

六、创造魅力，相互吸引

老年夫妻在经历了多年的共同生活之后，容易趋向过分求实而缺乏浪漫，满足现状而保持平淡，夫妻之间缺乏激情。所以，双方都需要不断创造魅力，以吸引对方。如经常化化妆，或是在结婚纪念日送给对方一件礼物等，使对方感到你依然关注着他，这样，对方也会想办法保持自己对异性的魅力。总之，老夫老妻之间也是需要保鲜的。

做到了以上几点，夫妻之间才能够达到荣辱共携，患难与共，为自己创造一个温馨安全的港湾，一起共度美好的夕阳生活。

小贴士：老年夫妻相处的禁忌

有些老人认为，两人生活在一起几十年了，对彼此的习性都比较熟悉了，就没有必要掩饰，喜欢我行我素。但是，你要知道，有些问题还是不要太直接说为好。这可是夫妻相处的“死穴”哟！

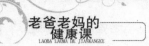

首先，在老伴面前唠叨儿女的不是。

儿女的不是，作为父母的比谁都清楚，有些话，你不用说，对方也清楚，也许对方比你更烦恼呢，如果你再在他的耳边唠叨个不停，总会让对方火冒三丈，甚至吵起来。

其次，不要在老伴的面前夸奖别人的妻子或丈夫。

“你看，人家的老伴多会打扮，多有气质。”“你怎么就不能像老张那样爱干净呢，你总是邋里邋遢的。”这些言语，我们经常可以在夫妻对方中听到。但你要知道，这样说，很容易伤到对方的，他会认为你看不起他，嫌弃他。

最后，不要在老伴面前提别人的福利高。

有的老人退休后，福利不是很好，甚至还需要儿女们接济，于是，有的人就会埋怨对方福利低，不如谁谁的福利高。这样做，总让对方觉得你不能与他患难与共。

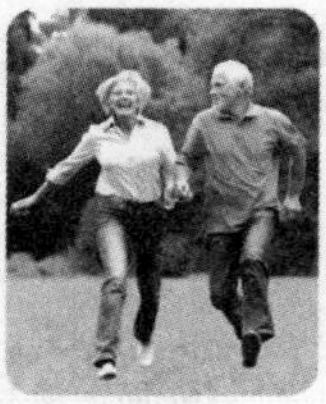

老年夫妻也要肌肤相亲

因受到传统思想的影响，一些老人认为“人老性就老了”，也有人认为老夫老妻的了依然沉湎房事未免有失端庄，甚至认为这是“老不正经的”。这些误区都给老年夫妻带来不少烦恼。其实，老年夫妻同样应该享受“性福”，也要有肌肤相亲。

汪大妈最近非常烦恼，左思右想也想不通，就来到医院的心理诊所来咨询。刚进诊所的时候，汪大妈非常紧张，好像有些难言之隐。在心理咨询师的开导下，她最终说出了实情，原来最近她和老伴就性这个问题上闹得很不愉快。

汪大妈和老伴都已经年过60岁了，儿子也已经成家立业了，和老两口住在一起。最近，汪大妈的老伴多次提出和她同房的要求，汪大妈觉得老夫老妻的了，还做这个，有些不妥当，而且还和儿子、儿媳住在一起，要是被他们知道了，肯定会说他们老不正经。于是，汪大妈多次拒绝了老伴的“非分想法”。

这让汪大妈的老伴非常不高兴，老伴认为，上了岁数，有正常的生理需要也是应该的，觉得并没有什么不妥。老伴多次试图与汪大妈沟通，汪大妈都认为老伴的想法有些不可理喻。于是，两人的矛盾就慢慢产生了。老伴会有事没事的找茬，弄得两人关系日趋紧张。汪大妈来心理诊所的目的，就是想问问，老年人有夫妻生活应该吗？

性爱并不是年轻人的“专利”，在人们健康的一生中，它始终如影随形。虽然老年夫妻的性生活不可能像以前那样激情澎湃，但也可以如涓涓细流。总之，健康和谐的性生活永远是增强夫妻感情的重要秘诀。那么，是什么终止了老年夫妻的性生活呢？

第一，对性观念的错误认识。

就像事例中的汪大妈一样，很多60岁以上的老人受到封建思想的影响和束缚，把性行为看作是丑事，认为老年性行为是“老不正经”，特别是孩子长大后，更觉得夫妻性关系应该中断，从心理上对性行为产生排斥。

第二，对性知识的错误认识。

我国中医有“惜精养生”“一滴精百滴血”的说法，认为精液是非常珍贵的，从而导致老人对性生活产生错误的认识。甚至有些老人片面地认为进行性生活就是为了生儿育女，如今已经“任务”完成，性生活也应该就此终止。这些错误的想法，都阻碍了老年人的性生活。

第三，缺乏自信心。

有人认为，一到老年，就如同夕阳西下，一时不如一时了；人老性也老了，对性生活不敢有奢求了。在这种心理的影响下，就加速了性生活的过早结束，甚至导致性无能。

第四，不良的生活环境影响。

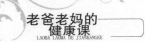

有些老人和儿子儿媳同住一个屋檐下，担心过性生活会让小辈人发现，认为自己不正经，让自己难堪，于是就抑制自己的性需求。还有的儿女不懂得老人的生理特点，将父母分开赡养，使夫妻之间长期分居，或是将孩子托付给老人，从而使孩子无形中充当了“第三者”。

第五，受疾病的影响。

有些老人患有疾病，如高血压、心脏病，医生对此没有给予正确的指导，而是简单地告诉他们不能进行性生活，老人害怕性生活对身体造成影响，从而终止了性生活。

那么，老年夫妻如何保持晚年的性生活呢?

一、促进夫妻情感的融合

1. 树立正确的性爱观念

有了正确的性观念，才能享受性爱带来的快乐，否则就会给自己背上沉重的包袱。

2. 夫妻双方共同学习性爱知识

要用科学的性知识指导老年性行为，而不能让错误的性知识束缚自己；只要老人身体条件允许，仍然可以进行适度的性生活。

3. 性生活需要心灵的交流

从表面看，性生活是生理行为，但实际上它需要夫妇之间心灵的沟通，通过物化的肉体联系，直接超越理性与语言。

4. 创造浪漫的气氛

老人也需要浪漫，在进行性生活之前，送给对方一束花，或是吃一次烛光晚餐，都能激发对方对自己的好感，从而使性生活更加和谐。

二、老年人性生活的注意事项

1. 防止性交困难或性交疼痛

由于生理的原因，女性到了老年，卵巢功能减退，雌激素分泌减少，阴道分泌物也会减少，阴道壁的弹性减弱，阴道萎缩，阴道口变小、干涩，对性的要求低，从而容易导致性交困难或性交疼痛，给女性的身心带来一定的伤害。所以，在性交时，可在阴道口及阴道内涂适量的润滑剂，如甘油。

2. 多一些亲吻和爱抚来保持夫妻感情

人类的性欲可分为接触欲和排泄欲。接触欲是指男女双方希望身体相互接触之情；排泄欲可以简单理解为阴茎勃起和射精。老年人受身体健康和精神情况的影响，可以通过接触性欲来保持夫妻间的性感受。

所以，老年夫妻不仅应保持同床共枕的习惯，还要不忘给予温柔的抚摸、临睡前一吻等亲密行为，适度调整性生活的频率和方式。爱抚不仅局限于双方的性器官，最好能亲吻抚摸对方全身。轻拂爱人的额头、双颊都是不错的选择。虽然这些做法未必能唤起性欲，但温暖的感觉却令人百转柔肠。

3. 避免情绪过于激动

许多老人患有高血压、心脏病、脑血管疾病，而性生活容易使情绪激动，精神亢奋，从而易引发疾病，所以老人在过性生活时要注意性交姿势、身体状况，以免意外的发生。

小贴士：适度的性生活有利于延年益寿

张学良曾作诗：“自古英雄多好色，未必好色尽英雄；我虽并非英雄汉，惟有好色似英雄。”或许这正是他身处逆境却创造长寿奇迹的神奇力量之一吧。现代研究发现，老年夫妻拥有适度性生活有利于长寿，主要表现为：

一、防止性生理的早衰

性活动可促使性激素的分泌，男性性生活可刺激睾丸分泌雄激素，延缓性器官衰老，阴茎勃起可加强血管的弹性，使阴茎不至于过早退化；对女性而言，可刺激女性雌激素的分泌，对生殖器和乳房产生积极的影响。

二、预防老年疾病

前列腺液是精液的重要组成部分，如长期无性生活，前列腺液的积聚，可导致前列腺充血，发生无菌性前列腺炎，出现尿频、尿急及尿痛等一系列症状。研究还发现，精液中含有精液泡浆素，是一种有独特功能的蛋白质，能抑制病菌的生长，对预防妇女老年性阴道炎有益。

三、保持老人心理健康

性生活正常是夫妻感情的最好添加剂，性生活有利于灵与肉的融合，通过性生活的纽带可使双方性心理获得满足，从而促进老人的身心健康。

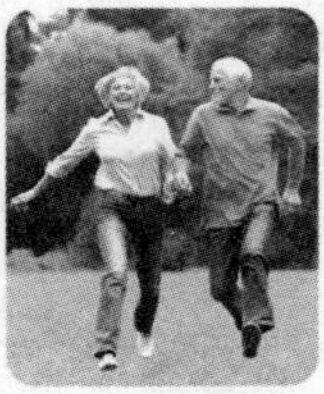

丧偶后老人心理的调适

俗话说："少年夫妻老来伴。"经过了几十年的风风雨雨和磕磕绊绊，两个人正是安度幸福晚年的时候，倘若有一方"先走一步"，必定会给另一方在精神上造成巨大的创伤，甚至会丧失继续生活下去的信心和勇气。

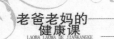

刘大爷，今年60岁，刚刚从单位上退下来。刘大爷和老伴早就有打算，退休后好好享受一下生活，两人一起去全国各地旅游，计划用5年的时间去33个地方，来记录他们一起走过的33年的美好岁月。

正当老两口准备去旅行的时候，老伴却因突发心肌梗死而去世了。刘大爷的精神当即就崩溃了。他和老伴恩恩爱爱，感情甚笃。他们含辛茹苦地把3个儿女拉扯大，现在儿女们都成家立业了，该是老两口享清福的时候了，老伴却离他而去，而且去得如此突然，刘大爷说什么也不能接受这个现实。

刘大爷原来就有多种慢性疾病，以前总害怕治不好，现在却期盼着病情急剧恶化，希望自己早日能与另一个世界的老伴重新团聚。刘大爷的精神非常糟糕，任凭儿女们怎么劝说，刘大爷始终都无法摆脱失去老伴的痛苦。

曾有人说过：人生如太极，夫妻就如同太极里面的阴阳鱼，首尾相连。可见，夫妻之间是多么的密不可分。尤其是到了老年，相濡以沫了大半辈子，两人早就成为了“连理枝”，谁都离不开谁。

苏东坡云：“人有悲欢离合，月有阴晴圆缺，此事古难全……”生老病死乃人生一大无奈之事，夫妻之间早晚都要有一人先离开，这是无法逃避的现实，无法选择。虽然人人都明白“老夫老妻不可能同日走”的道理，但是，当相依为命数十年的老伴撒手而去的时候，生者的悲痛之情依然难以自持，甚至会导致心理障碍。

在现实生活中，我们可以看到，一些丧偶的老人精神萎靡，说话语无伦次，甚至生活习惯以及性格都发生了很大变化。丧偶后的心理障碍一般表现为人际关系不协调，如对家庭成员、亲朋老友显得冷淡、偏执和粗暴，甚至会对他人进行言语或身体上的攻击，或提出一些使人难以满足的要求；严重时可能导致精神疾病，如情感性精神病、精神分裂症等。

那么，丧偶老人应该如何才能走出痛苦的深渊，重新面对生活呢？

一、了解丧偶老人的精神世界

据心理专家分析，丧偶老人的精神世界，往往要经历三个阶段：

1. 自责

老伴去世之后，生者总把对方的死归咎到自己的头上，认为自己没有好好地照顾对方，没能在第一时间送老伴去医院，没有得到及时的治疗，总之，生者会找出许多理由承担责任。太大的心理压力导致精神恍惚，吃不下饭、睡不好觉，在言行上还会出现一些反常现象。

2. 思念

老伴去世后，生者会在较长的一段时间里陷入深深的回忆和思念之中，翻看以前的相册，触摸老伴使用过的东西，回忆老伴的音容笑貌以及生活中的点点滴滴，时而感到失去老伴后自己是多么的孤独、寂寞。

3. 醒悟

老伴去世之后，生活上会有许多不便，比如以前是老伴做饭，如今却要自己动手。这是需要一段时间调整的，再加上亲朋好友的劝告，自己终于领悟了“生老病死是无法抗拒”的道理。最终，理智战胜了情感，心里的创伤逐渐恢复，从而坚强地面对现实，重新开始全新的生活。

二、心理调适措施

处于悲痛之中的老年人，面对人死不能复生的现实，应提高自我控制的能力，不妨试试下面的方法。

1. 面对现实

首先应认识到人的生老病死是一种自然规律，就如同出生一样，每个人都必须经历。失去了朝夕相处的老伴确是件痛心的事情。但这又是无法避免的现实，要冷静地劝慰自己，对老伴最好的怀念就是保重身体，更好地生活。

2. 合理宣泄

当丧偶老人情绪极度悲伤时，不要去压抑自己的内心感受，不妨大哭一场，或向别人倾诉，以便将内心的不良情绪发泄出来，而不是将伤心深深地埋藏在心里，独自一个人承受，这样长期下去必然会引起身心疾病。

3. 转移注意力

老伴去世之后，不要蜗居在家里，可以先到子女家中住段时间，或房间里不再放置配偶生前使用的家具物品，以免触景生情，或者改变家里的布局；还可以培养自己的兴趣爱好，如练习书法、养养花草等，使紧张的神经得到放松。

4. 心理补偿

如果一时还无法从悲伤的情绪中走出来，每当极度悲伤时，不妨看看老伴的照片，回忆以前与老伴共度的美好时光，这样做会在心理上得到一些补偿。不过，最重要的还是尽快走出悲伤，重新开始新的生活。

5. 积极参加社会活动

以前，有老伴在的时候，往往是两人世界，老伴去世之后，应该积极地投身到社会活动中去，主动与同龄人交流，多结交朋友，也可以参加一些社会公益性的活动，主动去关心、帮助别人，从而有助于孤独感的消失。

6. 积极再婚

再婚有利于摆脱老人失去老伴的痛苦，也能丰富老年生活，对提高老年生活的质量是非常有帮助的。

小贴士：丧偶老人的性心理

一般人认为，人到了老年，似乎就不再有性的要求了，尤其是丧偶的老人，其生理功能也会一落千丈。其实，性是自然本能的表现，在任何阶段都存在性的问题。老年人生理功能较中年人有所下降，但并不是完全消失。老年人丧偶后，经过一段时间的调整，这种本能的、又高于本能的情感也会恢复，他们渴望性活动，有性兴趣，这是自然的、正常的事。

老人的性心理表现主要有以下特点：

1. 性回忆增多，他们与配偶在多年生活中建立的性爱和情爱关系已深深占据其心理。他们常会回忆与配偶共同生活的时光，在回忆中得到性的满足。

2. 由于独身，性生活缺乏，性兴趣已不再是与异性亲身的体验，而是通过电视、电影等性爱的镜头来达到精神上的满足。

3. 由于受传统观念的影响，子女和社会对老年人性要求不予理解，甚至是嘲笑，所以使他们常常感到烦恼和压抑。有时老人想得到新的伴侣，但因害怕受到来自各方面的压力而放弃，从而造成他们的性情复杂，有时也常表现为无缘无故乱发脾气等。

4. 性自慰行为是老年人获得性满足的重要方式，尤其是独身的老年妇女。调查发现，丧偶的老年妇女性自慰行为通常比普通老年妇女要多。

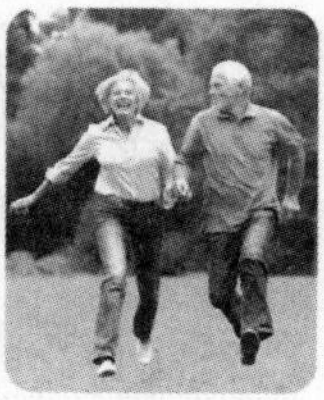

亲友去世，老人别害怕

人生最痛苦的事情，莫过于与亲友离别，而死亡是每个人都要面对的人生终点，能否从痛苦的阴影中走出，继续以后的人生路，是我们每个人都必须考虑的问题。作为感情脆弱的老人，我们有能力把握自己的明天吗?

和往常一样，李大叔一大早就牵着自己心爱的小狗贝贝到小区的公园去遛弯，他径直来到和老友常约会的老地方，等着平时很要好的朋友老张和老王。不久，老王低着头慢慢地朝这边走来，平时一直跟在他身后的小狗这次也没来，老王走路好像也不像往日那样利索了。

李大叔正在纳闷的时候，老王走上前去，说道：老张昨晚突发心脏病，没抢救过来，走了。李大叔一听，整个人呆坐在那里，一动不动，他简直不敢相信：人为什么就这样走了呢？昨天我们还在一起谈天说地，好好的呢，真是人生七十古来稀呀！

自从那以后，李大叔整个人就变了，精神状态一落千丈，总感觉自己的时日也不多了，心想：老张是因为心脏病去世的，我不是也心律不齐吗？说不定就是哪一天了。以前一向喜欢散步、打太极拳的李大叔，自从老张去世之后，再也没有走出过家门，因为他担心一出去就回不来了。他整日忧心忡忡，头也痛、腰也疼，总之是浑身不舒服。儿女们非常替老人担忧。

痛失亲友的经历几乎在每个老年人身上都可能发生，毕竟人的寿命是有限的。尽管人们都清醒地知道“人生自古谁无死”，但当死亡真的发生在自己亲近的人身上时，老人还是很难接受，对于亲友的离去感到非常恐惧。

面对亲友的死亡，老年人之所以会恐惧，主要有两个方面。一方面是害怕亲友去世后，自己会感到孤独，无依无靠。有些老人与亲友建立了深厚的友谊，在艰苦的岁月里，彼此互相帮助、互相关心，都已经把对方当成生命中不可缺少的一部分，一旦失去对方，另一方的生活就会受到很大影响，甚至觉得生活缺失了一部分，无法适应这种变化。

另一方面就是对于死亡背后未知的害怕，有些老人甚至有迷信思想，认为人死后，要下十八层地狱等。这些对死亡背后未知的东西都会让老人感到恐惧，并且这种恐惧会随着年龄的增长而逐渐加深。

由于生活的变故和对死亡恐惧的双方面影响，老人的心理会出现很大的波动，这种影响如果不能及时缓解，就会影响老人今后的健康及生活质量，出现烦躁、不安、痛苦、抑郁等心理反应，还会出现头痛、视力模糊、便秘、尿频、呼吸困难等躯体症状。那么，当有亲友离开时，老人应该如何去面对呢?

一、老人对亲友死亡的心理适应大致会经历三个阶段

老年人对亲友死亡感到痛苦，是很自然的，他们心理的适应需要一个过程，大致会经历以下阶段：

1. 最初的反应阶段

最初的反应阶段大约要持续数周，主要表现为对亲友的死感到震惊和无法相信。对于突然出现的打击，老人会反复核实，四处打听，来确认自己得到的消息是否属实；也有的人会不停地自言自语。

2. 追忆阶段

这个阶段持续的时间会更长一些，可能是数月，甚至是一年。这段时间老人主要表现为不断回忆亲友的死亡以及导致死亡的原因，并设想种种情景，比如，如果早点看医生，就不会出现这种事情；或者那天要是我和他在一起……总是幻想有能够挽回死亡的可能性。老人对亲友的这种幻想，并非是病态的，是此阶段的普遍现象。

3. 恢复阶段

这个阶段一般发生在亲友去世一年之后，老人逐渐意识到亲友去世已

经无法改变，不能总活在过去的回忆里，应该鼓起勇气继续生活下去。这个过程对于老人来说是比较困难的，因为他们距离死亡是如此之近，他们不可能像年轻人一样轻松地谈论自己的将来。

二、老人对亲友死亡的心理调适

无法否认，面对亲友的死亡确实是一件非常伤心的事情，但是这并不能成为整天生活在阴影中的理由。其实，老人照样可以活得快乐健康，只要学会如何面对生活的转变及维持身心健康，便可以度过健康的晚年。

1. 认识生命的意义

伟大的艺术家米开朗基罗在知道自己将不久于人世的时候曾说："生命对我们来说是好事，死亡对我们来说也不是不愉快的事情。因为死是创造生命的巨匠用同一只手创造出来的。"只要我们的一生过得没有遗憾，生命就是美好的，就是有意义的，面对死亡也应该更加坦然。

其实，对死亡的恐惧并不像想象中那么严重，感觉到死的蛰伏能让人更好地品味生的从容；没有对死亡做过认真思考的人，对生也不会有透彻的理解。死亡其实和出生一样，是人生的一种经历、一种过程。

2. 学会遗忘

人的心中装的东西越多，越容易感到累，不妨适当地给自己卸下包袱，忘记让自己悲伤的事情，少想想亲友的死亡，少想与亲友一起度过的日子，并安慰自己说，亲友没有死，而是出远门了，很久很久才能回来。这样可以减少对死的恐惧以及悲伤。

3. 多读伟人的传记

在亲友死后，你也许一时无法接受，此时不妨多读读伟人传记，看看他们是如何看待生命和死亡的。从他们的智慧中，你不仅会减少悲伤，而且还能使自己的思想得到升华，从而早日走出生活的阴影。

4. 想办法充实生活

生活就像一个口袋，你往里面填满了东西，生活就充实了，不会留下空间装其他的东西了。在亲友去世之后，你应该积极地想方设法，让自己的生活充实起来，活得丰富多彩，这样既享受了生活，也让自己活得轻松、快乐了。

小贴士：伤心也会“上瘾”

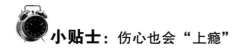

亲人和朋友去世之后，人们常常会感到伤心、痛苦，有时甚至长时间无法走出悲痛。神经学家指出，这其中的原因并不全是由于人类重情谊，还因为人脑会对这种伤心和悲痛“上瘾”。

英国的研究人员发现，对亲密之人离世的长期痛苦会让大脑愉悦中心的神经产生与“上瘾”类似的反应，这种感受称为“赫薇香效应”。赫薇香是狄更斯小说《远大前程》中的人物，此人在结婚之日被未婚夫抛弃，从那以后，她满心想着报复，不肯开始新生活。

研究人员扫描了23名其姐妹或母亲因癌症而死的女性大脑，在这些女性当中，有12人经正常伤痛之后逐渐恢复，而有11人却很难走出阴影，感到“深刻伤痛”。

研究人员向23名女性出示去世亲人的照片，同时扫描其大脑。所有女性大脑中掌管痛苦的部分都显示出活动，但只有感到“深刻伤痛”女性大脑伏隔核变得活跃。伏隔核是大脑快感回馈系统的一部分。吸毒上瘾的人在吸食毒品时，伏隔核也会有类似反应。

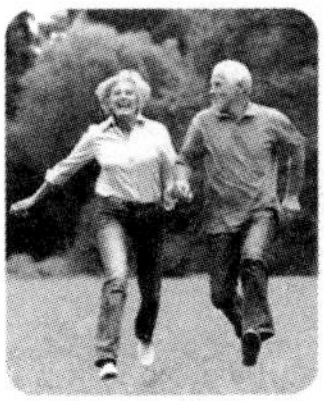

“空巢”老人别“空心”

子女大了要寻找自己的生活，就像鸟儿长大了要出巢一样，老人应该支持儿女们展翅高飞，去找寻自己的天空。以往热热闹闹的家里变得格外冷清了，一天天变老守巢的老人们该如何缓解心中的孤寂和落寞呢？别让“心”闲下来，生活会依然美好。

张大伯有三个儿女，大儿子在外地工作，二儿子留学美国，小女儿也已经成家立业，不在老人身边。家里就剩下他和老伴两人了，以前家里热热闹闹的，现在变得有些冷清了，常常是两人你看看我，我看看你，日子过得很清闲，又有些孤独。张大伯对现在的日子过得有些“不甘寂寞”了。

张大伯以前在单位是个活跃分子，琴棋书画，样样精通。上班的时候没有时间施展手脚，如今清闲日子多了，张大伯心想是该过回自己想要的生活了。于是，老两口一合计，用存下来的积蓄买了架钢琴。每天张大伯都会弹上一小段，老伴在旁边轻声哼着，他俩仿佛又回到了年轻时代。

后来，住在附近的老人听说了这件新鲜事后，纷纷前来“拜访”，冷清的家里顿时热闹起来了，还有一些老人带着小提琴、二胡踊跃地加入这个“乐队”呢。如今，张大伯家里几乎成了小小演奏室，老人们在这里尽情地发挥，尽情地享受着音乐带给他们的快乐，尽情地唱道：心还在梦就在……

张大伯夫妇的晚年生活是幸福的，正验证了这样一句话：最美不过夕阳红。可并不是所有的“空巢”老人都能重新找到生活的重心。一位老人曾经这样描述他的一次经历：

一次，儿女们说周末回家吃饭，老人不到6点钟，就上街买菜，7点钟回到家里，静静地等候儿女们的到来。

7点刚过，门铃响了，老人怀着激动的心情打开门，心里凉了半截，是送牛奶的。关好门，回到沙发上，望着墙上的时钟，继续等，不一会儿，门铃再次响起，老人满怀热情打开门，是送报纸的。又过了半个小时，铃声再次响起，是邻居家的小孩闹着玩……

直到中午11点半，老人才等到第一个孩子，此时老人已经被这几次“激动”累得精疲力竭了。老人觉得自己就像一棵朽木等待着春天的到来。

俗话说，幸福的生活靠自己创造，对于老人这句话同样适用。都说“活到老，学到老”，这句话一点儿都没错。即使是老人，生活中也应该不断增加新鲜的“血液”，不能因为儿女们展翅高飞了，老人的生活重心就失衡了，过着“出门一把锁，进门一盏灯”的生活。

老人同样应该像年轻人一样，追求自己的幸福生活，积极投身到社会中去，关心社会，发挥余热，老有所为。那么，老人应该如何做，才能不“空心”呢？

一、提早准备，正视空巢

有人说，中国的父母是世界上最累的父母，因为他们的大半生都在为儿女们操劳，一切以儿女为中心，等到哪一天儿女们要展翅高飞离开了，情感上突然觉得很落寞，以前叽叽喳喳的热闹气氛被儿女们带走了，心里自然会空落落的。

避免出现心理失衡，就要提前做准备，尽早将家庭关系的重心由父母与儿女的关系转向夫妻关系，适当对儿女进行感情投入，降低对子女回报父母期望的水平。特别是儿女到了“离巢”的年龄，要有充分的心理准备，逐步减少对子女的依恋程度，从而实现平稳的过渡。

二、教育儿女常回家看看

人上了年纪，对物质上没有过多的要求，老人更注重的是精神赡养。所以，老人在教育儿女时，要尽量与其保持宽松、平等、民主的关系，培养儿女在情感上和理智上体贴父母的习惯，让孩子从小就树立赡养父母的思想。

这样做的话，即便儿女“离巢”，他们也会情系父母。儿女好比是风筝，而父母牢牢地抓着风筝的线，儿女就会自觉地增加与父母联系和往来的次数，常回家看看，老人的精神生活也会更加丰富些。

三、夫妻之间相亲相爱

经过几十年的风风雨雨，当年的漂亮姑娘、英俊小伙儿如今都已经白发苍苍。俗话说，年轻夫妻老来伴，到了这个年龄，夫妻之间更应该相亲相爱，互相体贴，不要为生活中的琐事再像年轻的时候吵个不休。

老年人都有怀旧、恋旧的心理特点，尘封的旧情终难忘。因此，如果老年生活比较清闲，而且又有一定的积蓄，不妨四处走走，尤其是到当年恋爱的地方走走，找找当初的甜蜜。这对生活来说，也是一种很好的调味剂。

四、及时充实新的生活内容

老年人生活相对来说比较单调，一天三顿饭，吃饱没事干，是许多老年人生活的写照，其实，老年人生活也是可以丰富多彩的。曾经在电视中看到一位年近70岁的老太太玩起了街舞，而且跳得有声有色，还成立了老年街舞队，四处去演出。

虽然我们不可能都像这位跳街舞的老人一样，但有一点可以肯定，生活中一定有我们感兴趣的事情去做。以前，我们年轻的时候，都有很多梦想，但因工作、儿女等种种原因，没有付诸实现，如今日子清闲了，不正是实现梦想的大好时机吗？老年朋友一定要相信一句话：心不老，任何事情都可以去尝试。

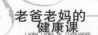

小贴士：什么是“老年空巢综合征”

传统的中国文化非常重视天伦之乐，认为人老了，有儿孙跟随左右，是人生莫大的幸福。随着社会文化变迁，人们的家庭观念转变，以及年轻人追求自己的自由与生活方式，都造成不能或不愿与父母住在一起，这就出现了所谓的“空巢”现象。

而老年空巢综合征是老年人在子女成家立业独立生活之后，由于适应不良而出现的一种综合征，在中国精神疾病分类中属于“适应障碍”的一种，是老年人常见的一种心理危机。其常见表现主要有：

一、精神空虚

子女离家之后，父母从多年形成的紧张而有规律的生活，突然转入松散的、无规律的生活状态，这些老人一时无法很快适应，从而导致情绪不稳、焦虑烦躁、消沉抑郁等。

二、孤独、悲观，社会活动少

上了年纪的人，都有老了、不中用的思想，对自己存在的价值表示怀疑，从而陷入无趣、无欲、无望、无助状态，甚至想到自杀。

三、躯体化症状

不良情绪可导致一系列的躯体症状和疾病，如失眠、头痛、乏力、食欲不振、心慌气短、消化不良、心律失常、高血压、冠心病、消化性溃疡等。

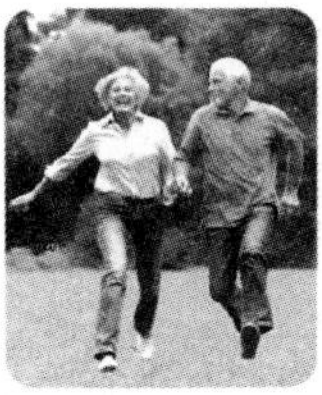

黄昏恋，夕阳无限好

“黄昏恋”已不是一个新鲜的词，它为许多独身老人带来了幸福的微笑。然而，有人把黄昏恋比作是“老房子着火”，认为黄昏恋会触及多方面的矛盾，甚至会让家庭关系分崩离析。那么，黄昏恋究竟是一杯陈年老酒，还是一杯苦涩咖啡呢？

秦峰，今年63岁，是一名退休老干部，前年老伴因车祸去世了，老秦悲痛欲绝，甚至想过轻生，在儿女的劝说下，放弃了轻生的念头，随后与儿子来到异地生活。但老人孤独、寂寞的心情一直没有改变，还会常常看着老伴的照片黯然神伤。

后来，在儿子的劝说下，老人参加了社区的老年活动中心的活动。在活动中心老人结识了一位朋友——张凤。由于两人年纪相仿，而且生活经历又有些类似，两人非常谈得来，一来二去，两人渐渐地产生感情了。但这种感情，两个老人一直憋在心里，不敢向儿女们诉说，怕他们说自己不正经，为儿女丢脸。

俗话说，纸里包不住火，儿女们听说了此事之后，主动将两位老人约到了一起，坦诚地将自己的想法告诉了他们。儿女支持老人再婚，并且就财产分配问题以书面形式进行了约定，这样就更好地保证了老人的黄昏恋不会因为财产问题出现矛盾。两位老人非常感激和支持儿女们的做法。这样，黄昏恋终于酿成了一杯陈年老酒，醇香、甜蜜。

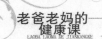

总是形容老人是黄昏，即使风韵犹存，但也比不过正午的太阳。但是谁都有恋爱的权利，即使是黄昏恋，也是一种完美活力的体现。话虽这样说，但现实生活中老年人恋爱和结婚常常会遇到种种的干涉和阻力，引起家庭纠纷，造成家庭关系紧张，甚至造成悲剧。通常造成老年人再婚的障碍主要有以下方面：

一、老年人旧观念的影响

传统的观念认为，老年人再婚是一件不光彩的事情，甚至是可耻的事情。有人还会把再婚的老人看成是老不正经。也有的老人认为，上了年纪，对性冷淡才是高尚的，不然就是晚节不保，等等。种种传统观念的影响，都将成为老年人迈向再婚的绊脚石。

二、对比效应

有些丧偶的老人再次恋爱时，总是习惯拿现在的配偶与过去的老伴相比，而且总是觉得不如过去的老伴好。这也是导致老年人再婚的障碍之一。

三、儿女的反对

很多老人有再婚的意愿，但往往会因儿女们的反对，老人最终选择了沉默。儿女反对老年人的再婚理由也很充分，比如，担心财产会落到他人之手；担心别人说闲话，说小辈不孝顺老人，赶老人出去；担心后母或是继父进门不好与之相处。

种种理由中，因经济因素阻碍老人再婚的占绝大多数。调查发现，有积蓄的老人再婚受到子女干涉阻止的，比积蓄不多的老人再婚要严重得多。无经济来源的老年人再婚，遭到子女的反对干涉就少些。

四、居住条件的影响

目前，人们的居住条件普遍偏紧，家庭人口增加一员，就会影响现有的居住条件。此外，有些老人因缺乏维持独立生活的经济来源。这些都成为阻碍老人再婚的重要原因。

五、社会舆论压力

社会舆论对老年人再婚也会造成一定的压力，特别是老年人和比自己年龄小的人结婚，更是备受社会舆论的关注，另外，高龄老人要求再婚，更是舆论哗然。这些舆论都会给老人造成一定的心理压力，对再婚可望而不可即。

恋爱、结婚是每个人的权利和自由，老人也不例外。老年期恋爱、结婚无论是对自身还是对于社会都有诸多益处。随着儿女相继长大、成家，生活上对于老人的照顾就会相对减少，而且两代人在情感、需求和行为方式上都有一定的差别，而老人再婚，就能为老人填补精神上的空缺，老人之间相互照顾，也比儿女照顾更加方便，有助于老人精神愉悦、身体健康。

老人再婚对于儿女来说，也能减轻一定的精神负担。儿女常常因为工作忙，担心对老人照顾不周，而老人再婚，就可以减轻一部分儿女对老人的精神牵挂。对于国家来说，我国目前还不能把老人特别是孤老的生活问题全部解决。如果有条件的丧偶老人求偶结合，可使一些孤老者有新的归宿，从而减轻养老院和民政部门的负担。

常言道："天意怜幽草，人间重晚晴。"老人的再婚爱情应像夕阳般美丽、宁静。因为他（她）需要有人谈心，有精神上的安慰、生活上的照顾。所以，老年人的再婚是无可非议的。但是，应该提醒老人的是，再婚一定要谨慎，不能草率，否则就可能会自寻烦恼。

首先，克服自卑心理。

老人常常会有自卑心理，觉得自己这也不行，那也不行，再找个老伴，只会给别人添麻烦，自己又不能为别人做什么。

老人不应该总关注自己缺乏什么，更应该看重自己还拥有什么。如果你自己都没有信心，那么在别人眼里也一定会失去魅力。

其次，感情是基础。

老年人再婚一定要慎重，不要只看到对方年轻，能照顾自己，就走到一起，更重要的还应该是感情基础。

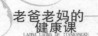

老人再婚后应注意培养双方的感情。由于老年人可塑性较差，多年的生活习惯、性情已经很难改变，再婚后，很容易产生矛盾，一旦产生矛盾，就容易与以前的配偶相比较，甚至导致因感情不和而离婚。

最后，彼此尊重，相互付出。

再婚老人常常会因为双方条件的差异、儿女问题进行争吵，而这些问题往往都是彼此比较敏感的话题，都会使彼此受到伤害。所以，尽量不要总谈论这些话题，不要总揭对方的伤疤。

另外，老人再婚是为了找个生活伴侣，而不是为自己找保姆，不要一味地要求对方如何如何做，也要懂得付出，多替对方着想；相互尊重，相互关心，才能建立一个新型的幸福家庭。

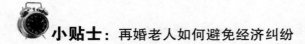

小贴士：再婚老人如何避免经济纠纷

阻碍老人再婚的很重要因素就是经济问题。有很多老人虽然再婚了，却往往会因为经济问题而使双方儿女对簿公堂，弄得不欢而散。那么，如何才能避免这类纠纷呢？确定婚前双方各自的财产是非常关键的。确定财产所有权通常的做法是：

1. 对儿女们提出的已亡生父或生母的遗产继承要求，应予以支持。死者的遗产，应由包括诸子女在内的第一顺序法定继承人共同分割。

2. 老人原来与儿女在一起生活的，应当做好再婚前的家庭析产。

3. 再婚双方各自确定本人的婚前财产，婚后不再视为夫妻共有财产。这样做的目的是使财产产权明确，可避免不必要的纠纷，如发生纠纷也能够依法处理。

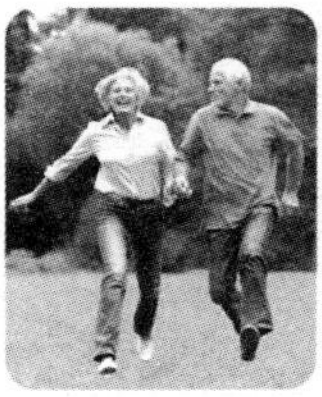

保持心态平和，疾病不再可怕

人上了岁数，体质就会变得比较差，很容易被疾病侵袭。疾病会让我们身心受到折磨，让我们彻夜难眠，但比疾病更可怕的是失去战胜疾病的信心，有了坚定的信心，疾病也会望而却步。

1999 年，钟少阳 52 岁，因一场疾病，他原本平静的生活被打乱。他发现颈前长了一颗肉粒，到医院检查后被确诊为甲状腺乳头状肿瘤。当听到这个噩耗时，他的大脑一片空白。才 50 多岁呀，正是事业稳定，好好享受生活的时候，难道这辈子就到此为止了？和很多肿瘤患者一样，在被确诊为恶性肿瘤的那一刻，钟少阳感到非常绝望。但他并没有被这突如其来的疾病打垮，冷静思考之后，他决定鼓起勇气面对它。

不久，他在医院做了手术，切除了包括肿瘤在内的大部分甲状腺组织，幸运的是并没有出现肿瘤转移的迹象；但因手术切除了大部分甲状腺组织，导致甲状腺激素分泌减少，因而必须靠终身甲状腺激素替代治疗补充外源性甲状腺激素来维持人体正常的代谢。

术后不久，他又因咀嚼幅度过大，导致喉结下方的伤口内部出血而再度住院。医生告诉他，这是因为他不懂得康复知识造成的。于是，钟少阳又向医生请教了康复知识。如今，已经将近 10 个年头了，钟少阳的身体还是很好。他说，人不怕生病，就怕没有战胜疾病的信心和勇气，否则，再好的药也医不好病，因为医病要先医心。

现实生活中，我们不难发现，患的是同一种疾病，同一个医生治疗，有的人就康复得快，而有的人就康复较慢。之所以会有差别，很重要的一个原因就是是否拥有坚定的信念。众所周知，疾病与人的精神状态有着密切的关系，精神状态好，身体状况就好。

有两个病情相似的早期肺癌病人。其中一个人得到诊断后，从别人那里了解到肺癌是不治之症，整日精神不振，情绪低落，茶不思饭不想，悲观失望，人也消瘦了不少，认为自己已经是快要死的人，天天总盼着这一刻的到来，也不积极配合医生治疗。结果没多久，这个病人就去世了。其死亡的原因不是肺癌，而是因为其他脏器的衰竭导致的。

而另外一个病人得到诊断结果后，从医生那里了解到虽然肺癌是恶性肿瘤，但是如果能够在早期得到很好的治疗，经过手术和化疗，是可以延长寿命的。这位病人听后，非常高兴，他坚信通过自己和医生的努力，一定能战胜病魔。经过一段时间的治疗，这位病人就康复出院了。

由此可见，心理因素对治疗疾病起着重要的作用。消除忧虑、悲观及紧张情绪，学会“放松”自己，树立战胜疾病的信心，才是康复的关键。

中医认为，忧思可致“气结”，“思虑伤脾”。有些患者得知病情之后便忧心忡忡，吃不香、睡不着，无精打采，甚至悲观失望，严重削弱了身体的抵抗力。相反，如振作精神，学会自我安慰，或寻求他人的帮助，解除忧虑，则能取得更好的疗效。那么，病人应该用怎样的心态面对疾病呢？

一、坚定信心

人们只有坚定信心，才能战胜疾病。随着社会的进步、医学的发展，很多疾病终究将被人们所征服。患者应该对未来抱有美好的希望，即使是癌症也不能选择放弃。癌症不等于死亡，只要心中留有信念与希望，才能最终战胜它。

俗话说，“病来如山倒，病去如抽丝”。人一旦得病，在治疗上就会费些功夫，更何况老人体弱多病。因此，治病不能太心急，对待疾病要保持乐观积极的态度，克服意志消沉和对疾病治疗的缺乏信心，要有战胜疾病的勇气。

二、要有与疾病斗争的决心

治疗疾病并不是我们想象的那样简单，在疾病治疗过程中，会碰到很多意想不到的困难，这对每个病人的意志和决心都是一个考验。不能经过一段时间的治疗，看到病情没有什么好转的迹象，就灰心失望。

其实，治病也是需要经过一个曲折的过程的，不可能会出现立竿见影的效果，因此，治疗疾病一定要有与疾病做斗争的决心才行。

三、别被疾病吓倒

一项调查表明，80%的癌症患者不是病死的，而是被吓死的。这说明在某种意义上，恐惧成为了健康杀手。有些人一听说自己得了什么可怕的病，不是想办法去治疗，而是想着如何去逃避。

疾病已经存在，你是逃避也好，治疗也好，它都实实在在地摆在你的面前，不会随你的意志改变。逃避只能是自找苦头，而治疗却是恢复健康的希望，那何不选择积极地面对、积极地治疗呢？生命是宝贵的，请不要轻易放弃，更何况你没有放弃的理由。

四、别把生病全当成是坏事

俗话说，“蔫蔫萝卜经得吹”。经常生病在某种程度上说，也未必不是一件好事，因为经常生病的人更加了解自己的身体状况，更懂得如何去保健、如何去养生。而很少生病的人，对身体的关注就相对较少，一旦生病，往往就是大病。

另外，经常生病的人，因为生病和治病，磨炼了他们的意志、勇气，逐步树立起正确的疾病观，从而正确地对待病魔和死神，真正认识了生存的价值和死亡的客观性，无形中使思想、精神得到净化、陶冶和升华。总之，疾病没有你想象的那样坏。

小贴士：请学会放松，拥有健康

现代医学研究发现，紧张情绪是产生多种疾病的原因，如各种疼痛综合征、神经衰弱、高血压、溃疡病、肿瘤等。所以说，学会放松，才能拥有健康。

“紧张”包括生理上和心理上两种，同样，“放松”也包括心理上和生理上两种。思想上的放松是指从精神上、心理上来消除紧张，使之回到一个平静的、平衡的精神状态中来。这就要求病人从各方面减轻精神负担，包括治疗的高额费用、疾病带来的痛苦等，从而使精神状态得到调整，自身免疫功能得到恢复和增强。

另外，还要学会生理上的“放松”，即要有意识地学会使全身肌肉、神经放松，使身体各个部位得到放松。在学会放松的过程中，一个重要的问题就是“意守”，即一心一意，把思想集中到一个点上来。在进行心理放松时，最好闭上眼睛，因为眼睛会干扰人们的思绪，不利于身心彻底放松下来，闭上眼睛就能避免接受外界的干扰。

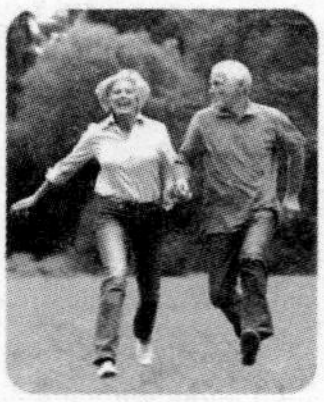

释放忧郁，健康长寿

有人说，忧郁是一种最难咀嚼的滋味，它是被迫的分期付款，即使有本钱，也没有办法快速结账。忧郁对于老人来说，更是一剂毒药，它会吞噬老人的快乐，破坏老人的幸福，最终，无论是在精神上，还是在肉体上，将老人彻底击垮。

彭光年老人今年73岁，在外人看来，他是个幸福的老人，三个儿女，个个有出息，大女儿去年去了英国留学，小儿子在上海落了户，身边只有一个小女儿，也开了一家公司。可谁也没想到，老人竟然会选择结束自己的生命，幸亏发现及时，才把老人从死神手里拉了回来。儿女们怎么也不明白老人生活得好好的，还雇了保姆伺候他的生活起居，而他却选择了自杀。经过医院的诊断，才知道老人患有抑郁症。

老人说，三个孩子只有小女儿在身边，但自从开了公司之后，忙事业，不常回家，开始的时候还一个星期回来一次，但事业越做越大，女儿也越来越忙，回家的次数就更少了，常常一个月来一次，来了也坐不了多长时间，放下一大堆东西就走，有时甚至就让司机给捎点儿东西回来。至于另外两个孩子更是难得见上一面，常常是电话联系。以前，老伴在的时候，我们两个为了解闷，还常常去逛逛公园，可自从老伴走后，我就更加觉得活着没意思了，做什么事情都没有兴趣，就想着去另外一个世界去见见她。

儿女们听后，都哑口无言。老人接着说，其实我吃穿不愁，儿女们也常往家捎东西，都是很孝顺的。我没有物质上的赡养要求，我只希望儿女们多关心、体贴一点儿，特别是能在周末休息时多来探望几次，不让我一个人孤零零地在家就行了。

很多老人像事例中的主人公一样，觉得自己老了，生活没有意思了，总是感到莫名的伤感。即使是儿女们非常孝顺，经常寄钱给物，但是他们依然会感到忧郁，因为他们需要的不是物质上的满足，他们更需要的是精神上的满足。老年人忧伤一般来说是受到某种刺激后产生的一种哀伤心理。其主要来自以下三个方面：

一、怀旧心理

人总是喜欢追忆过去的美好时光，所以，老人恋旧事就是很容易理解的事情了。平时经常听到老人说，我年轻的时候如何如何。适当回忆过去的美好时光是无可厚非的事情，但是不能沉湎于对往事的回忆，不然就会因美好时光远去而感到遗憾，时间长了，就会导致心情忧郁，性格变得孤僻、古怪。

二、失落心理

多数老人退休后，都比较清闲，无事可做，心里就会觉得自己老了，没有用了，从而产生一种失落感，再加上有时对儿女的建议遭到儿女的反驳，他们会越发感到失落和寂寞。

三、恋友情结

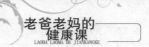

一起工作多年的同事、一起从小玩到老的朋友，这些都是老人至亲的人，一旦离去，就会给他们造成很大的心理创伤，甚至会导致疾病缠身。

忧伤是老年人养生的大忌，巴西老年病专家戈麦斯经过长期的观察指出："长期处于忧郁状态，会引起过多的肾上腺素和皮质类胆固醇的产生，它除了降低机体的抵抗力外，还会加速产生单胺氧化酶，加快人体衰老进程，造成麻木、沮丧、疲倦。"

现代医学研究也表明，忧郁会使人体产生一系列的病变，如呼吸系统、消化系统、泌尿生殖系统、心血管系统等病变，从而影响人们的身体健康。对此，老人应该引起高度注意。

据有关数据统计，55 岁以上老年人中罹患抑郁症的比例可高达 10% ~15%，其中有的病人甚至会选择轻生，所以老年抑郁症患者的死亡率可高达 30%。那么，老人应该采取哪些措施，防止抑郁症的发生呢?

第一，寻求乐趣。

老年人要学会自己给自己找乐子。儿女们都有自己的事情要去做，不可能要求他们经常回家看望，避免孤单、寂寞，就要学会充实生活，让生活丰富多彩。

第二，超凡脱俗。

一个人来到这个世界之上，从小到老，风风雨雨几十年，不可能一切都尽如人意，过去的已无法挽回，对过去的事情就不要总耿耿于怀、纠缠不休。把眼光放长远些，面对现实，凡事不强求，不与晚辈争高低，睁一只眼闭一只眼，一切顺其自然。

第三，知足常乐。

知足常乐是释放、治愈忧郁的一剂良药。人生总会有得有失，不要总拿自己的短处和别人的长处去比，坦然面对不足，肯定自己的优势，就一定会怡然自乐，而不会被攀比之心左右了自己的心情。

第四，广交朋友。

上了年纪的人，最怕孤独，孤独容易让人老。所以，老年人应该广交朋友，闲时可以坐在一起玩玩扑克，搓搓麻将，下盘棋；烦闷时则可聚到一块儿聊聊天，聊一聊生活趣闻，或者一起高歌一曲，孤独和忧郁自然就会离你远去了。

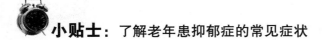

小贴士：了解老年患抑郁症的常见症状

说到抑郁症，大家可能都比较熟悉，持续的情绪低落和沮丧是抑郁症的常见症状，但老年抑郁症患者则有所不同，还可能出现更严重的躯体症状，其中包括：

一、严重失眠

一向睡眠较好的老人会突然变得难以入眠，即使入睡了，也会很快醒来，而且总觉得很累，好像没有睡觉似的。

二、便秘

排便正常的老人会出现排便困难，严重时可闭结一周，同时还伴有种种消化障碍，如食欲大减，甚至不思饮食，出现腹胀、口臭等症状。

三、莫名的疼痛

有些老人会出现莫名的疼痛，比如头痛、腰背痛、心痛、关节痛等以疼痛为主的症状，即使服用止痛药，也起不到任何作用。

四、心血管异常

老人会常出现血压升高、心率变快或某些冠心病的症状，检查时又无明显的异常。

值得老人注意的是，上述的精神症状和躯体症状可周期性发作，时轻时重，即使在同一天中，也是有区别的，一般来说，上午较重，而晚上较轻。当出现以上异常情况时，应该及时就医，以免病情加重。

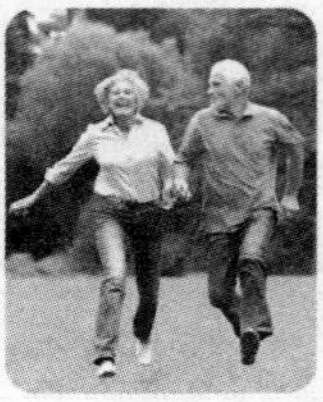

永远保持一颗童心

我们不能控制天气，但可以左右心情；我们不能永远年轻，但可以永远保持一颗纯真的童心。童心是年轻的秘诀，是健康长寿的不老丹。老年朋友都想健康长寿，那么，请问你保持一颗童心了吗？

杨奶奶今年98岁了，可谓是老寿星了，但身体依然健康，精神矍铄，耳不聋，眼不花，成天乐呵呵的，还经常和一些中、老年朋友在空闲的时间扭秧歌，朝气蓬勃。在外人看来，她一点儿也不像近百岁高龄的老人。

别人问她长寿的秘诀时，她笑呵呵地说，我的信条就是“心不老”，人呀，要始终保持一颗童心。在日常生活中，杨奶奶始终保持积极、乐观的心态，有时还会说一两句笑话，逗得大家开怀大笑。

杨奶奶虽然这么大年纪了，但依然不服老，坚持做家务，有空闲的时间还自娱自乐，哼哼小曲，听听相声，享受着生活带来的乐趣，时不时地还会和孩子们一起做游戏，俨然就是一个老顽童。杨奶奶说，现在是清明盛世，她要活它一百多岁呢！

健康长寿的老人大都有一个共同的特点，那就是心不老，永远都保持一颗童心，乐观向上、朝气蓬勃，没有一点儿暮气。大概“小小孩，老小孩”就是这个意思吧。我们知道，在人的一生中，孩提时代是最快乐的，不仅是因为这个年龄段，没有来自各方面的压力，还有非常重要的一点就是心态。

小孩子很容易满足，一个小毛绒玩具、一颗糖果就能使他们感到快乐。而经历了岁月沧桑的老人，一点点小快乐已经不能安慰他们疲惫的心灵，他们已经很难发现生活中的乐趣。其实，人到了老年，刚经历的也都经历过了，心灵已经得到彻底的洗礼，对荣辱得失也看得更加透彻。此时更应该保持一颗感恩的心，对生活不要总是一副严肃认真的面孔，夕阳生活应该是轻松、洒脱的。

一个人如能重拾孩童时期的天真无邪，那么，他在生活中获得的快乐肯定要比别人多，身体也会健康得多。著名的电影表演艺术家秦怡，虽然已是80多岁高龄，但仍风度翩翩，看上去不过60岁，比实际年龄要年轻20多岁。她之所以能保持年轻，那就是即使在失去丈夫、儿子又得重病的打击下，精神仍然没有垮，没有沮丧和抱怨，对生活充满信心，乐观坚强地面对生活，永远保持童心。

还有北宋时的陆游，也是个天生的乐天派。他的一生是坎坷的，太多时候不得志，被免职、罢官，遭诬陷。尽管如此，他却依然保持乐观，心胸豁达，“纷纷谤誉何劳问，莫厌相逢笑口开”。贫富、讥讽、毁誉、赞颂，这些对他来说都是无足轻重的事，对逆境总是微笑以对。正是这种乐观的心态，让他活到了85岁。

步入老年，即使我们青春不再，朱颜已改，甚至步履蹒跚，但我们的心可以依旧年轻，脸上的笑容可以依旧灿烂。设法使自己保持一颗童心，那样你会更加快乐、幸福。

一、遇到烦心事，一笑了之

孩子遇到伤心事、烦恼事的时候，稍微安慰一下，他们就会破涕为笑，因为他们对待任何事情都不会太严肃、太认真。想想自己年轻的时候，不是也有许多当时“深刻痛苦”的事情，现在反而觉得好笑嘛。上了年纪，还有什么事情值得“深刻痛苦”的呢，何不一笑了之呢，不是有“笑一笑，十年少”的说法吗？笑对人的健康是非常有益处的。

二、面对现实，坦然接受

当我们出生的时候，对任何事情都不会产生牢骚和不满，这是因为我们不知道世界应该什么样，也不会按照内心的标准去衡量什么事情对、什么事情不对。但随着阅历的增加，我们对这个世界充满了恼火和不满，总希望它按照我们的意愿去发展。而此时，我们不可能有太多的精力和能力去改变这个世界，那么，就请不要再抱怨，“随遇而安”、“泰然自若”未尝不是一件好事。

三、留一点儿时间，幻想明天

孩子的想象力非常丰富，他们会幻想自己住在海底世界，幻想自己驾驶飞船飞向外星球，这些想象让他们感到无比的快乐。而孩子的这些想法在成人看来，却是非常可笑的。其实，无论到了什么年龄，留点儿时间给自己，坐在摇椅上幻想一下，也未尝不可。谁说老人不能拥有一样多的有同样乐趣的幻想呢?

四、偶尔冲动一点儿，冒险一点儿

孩子做事情，不会思前想后，他们只会按照自己的意愿去做，冲动、冒险是孩子的个性。但成人在做事情之前，总会反复思考事情的结果或是缜密安排，甚至是墨守成规。其实，老人有时还需要冲动一点儿，冒险一点儿。比如炒股、炒基金，老人手头要是宽裕，不妨也可以试试；但不要过分投入，把钱看得太重。

五、放下质疑，信任别人

孩子常会因为一颗小糖果或是一个小玩具而成为朋友，因为他们都非常天真，相互信任，而不是像成人那样带着质疑的目光去审视别人。放下质疑，对别人多一点儿信任，也会让自己更加轻松，更加快乐。

莫里·瓦茨曾说过：“当我应该是个孩子时，我乐于做个孩子；当我应该是个聪明的老头时，我也乐于做个聪明的老头。我乐于接受自然赋予我的权利。”顺应自然，卸下畏老惧老、倚老卖老的精神负担，生活才能更加轻松、更加快乐、更加幸福。

小贴士：良好心态的秘诀

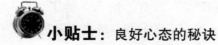

俗话说，“心态决定健康”，人到老年，更应该保持良好心态，要做到这一点，就要从以下方面努力：

一、乐观的人生态度

人老了，就要把是非得失看淡，学会宽容大度，凡事不斤斤计较，更不能计较名利得失。即使是生了病，也要乐观对待，快快乐乐度过每一天。

二、蹦蹦跳跳不会老

有句话叫作“流水不腐，户枢不蠹”，所以，人上了岁数，也要经常运动，老人可以适当选择适合自己特点的运动项目，循序渐进，持之以恒。这样才会保持年轻、健康的体魄。

三、懂得美，学会俏

老年人不能总拿老思想来要求自己，要大胆地紧跟时代潮流，做到思想不落伍，讲究内心美、气质美、风度美，做到老来俏，这样也能使心态年轻。

四、多和别人沟通

老人的活动范围缩小，信息量就会减少，因此，老人应该经常和周围的人沟通、交流，不然就会被时代抛弃了。另外，自己有了烦心的事情，也要多和别人说说，说出来，心里就会好受些。

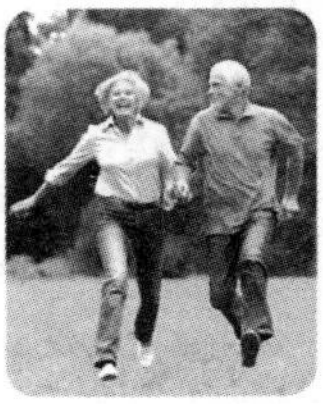

日常生活中如何制怒

每个人都有点小脾气，遇到不痛快的事情，偶尔发发牢骚也是在所难免的，但是如果经常发脾气，为一点儿小事就会大动肝火，对身心健康的影响是非常大的。尤其是老人，更应该学会制怒。

宗老师今年68岁，已经从工作岗位上退下来5年了。以前，宗老师工作的时候，勤勤恳恳，无论是对自己还是对学生，都严格要求。也正因为此，宗老师教的不少学生都非常有出息，有的当了国家干部，有的成了企业家，有的当了飞行员，可谓是桃李满天下呀！宗老师也常常以他的学生为荣，觉得自己很有成就。

退休之后，宗老师和老伴过起了幸福的晚年生活，按理说，老两口都有退休金，日子应该过得很幸福、很甜蜜才对。但宗老师家里常常传出争吵声。老伴甚至扬言要离婚。儿女们都很纳闷，过了一辈子了，老了，怎么还闹起了离婚呢？

原来，宗老师因无所事事，常常感到心情烦躁，还总拿在学校要求学生的架势来“欺负”老伴，说老伴做的饭不合胃口了，说老伴洗的衣服不干净了，说老伴不懂得打扮自己，像个土老帽了。总之，宗老师会找出各种各样的理由来刁难老伴，并让老伴按照他的要求一一改正。老伴实在忍无可忍，才用离婚来吓唬宗老师。

可宗老师却信以为真，对老伴大发雷霆，气得脸通红；还说，我是一名教师，你跟我离婚，这是我们丢脸的事情呀！说着说着，他突然感到胸口阵阵剧痛，然后就一头栽倒下去了。幸亏抢救及时，他才逃过一劫。原来，这是因为发怒导致了突发心肌梗死。

自古就有“怒伤肝”的说法，发怒是一种不良的情绪，对人体健康会造成一定的危害，甚至是因气殒身，说到因气殒身，典型的人物就是《三国演义》中的周瑜。周瑜是位“文武筹略，雄姿英发”的一代天骄，但是因为气量小，好生气发怒，被诸葛亮连气三次，最终吐血殒命。

人在生气的时候，生理上会发生一系列的变化，呼吸急促，心跳加快，血压升高，心脏血管处于紧张状态，甚至引起心血管破裂而猝死。

老年人控制自己情感的能力弱，在自尊心受到伤害时，容易发怒。再加上刚刚从岗位上退下来，思想上、生活上、习惯上和人际关系上，都会产生一时的不适应，遇强刺激时就很容易发怒。但人到老年，体质衰退，最经不起折腾，这又必然会影响老年人的身体健康。那么，老年人应该如何才能少发怒，甚至不发怒呢？

一、预防发怒

预防发怒就要从根源上杜绝发怒的因素产生。影响发怒的因素有生理性的，也有心理性的，生理性的如“人疾则气燥”、“人困则多怒”等，心理性的有因受辱而发怒等。认识这些导致发怒的因素，才能更好地预防发怒的产生。

二、学会制怒

当自己意识到控制不住自己，要发怒时，应想办法给自己降降“火气”，不能让脾气随着自己的性子来。制怒的方法主要有以下几种：

1. 认识发怒带来的严重后果

老人想发怒时，先想想自己的身体，可以这样对自己说：我有心脏病，如果发脾气，就可能让我的身体吃不消；为了身体着想，就不能发怒。这样想的话，就能使自己的心态慢慢平和下来，使怒火降下来。

2. 转移注意力

人在发怒时，大脑皮层中会出现强烈的兴奋点，并且它还会向四周蔓延。为此，要在“怒发”未“冲冠”之前，离开“是非之地”，去其他的地方干点儿别的事情。俗话说，“眼不见，心不烦”，就是这个道理。

3. 容人克己

遇到同样的事情，有的人会暴跳如雷，有的人却一笑了之。之所以有这么大的反差，心胸是否宽广起着决定作用。心胸狭窄的人容易因小事“起火”。“怨人者易怒，责己者心宽。”所以，要善于容忍，容忍别人的过错，不苛求别人。其实，这也是对自己健康负责的表现。

4. 宣泄法

每次克制不住自己，要发脾气的时候，可以通过发泄法将心中的不快发泄出来。如摔打一些无关紧要的物品，对着天空大喊，或者做些运动，这都是宣泄的好方法。

5. 倾诉法

不高兴的事情，说出来心里就会好受些，怒气也会消减一半。所以，每当遇到不高兴的事情时，不妨找个好友，诉说一番。据说美国总统林肯遇到不高兴的事情时，会把愤怒和咒语倾泻在永不打算发出的信纸上，然后再把它撕掉。

6. 自我暗示法

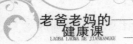

也就是给自己提出要求，严格控制自己的情绪。林则徐给自己题的座右铭就为“制怒”。所以，爱发怒的人也不妨搞个座右铭，如：“脾气暴躁是没有修养的体现”“发怒是最无能的表现”。通过这些积极的自我暗示，达到制怒的目的。

7. 自我按摩

怒气容易使人的颈部和肩部内的肌肉紧张，从而引起头痛。自我按摩头部或太阳穴 10 秒钟左右，有助于减少火气，缓解肌肉紧张。

8. 用冷水洗脸

冷水会降低你皮肤的温度，浇灭你的怒气。也可以通过喝一杯热茶或热咖啡来缓解一下。

小贴士：疾病和性格的关系

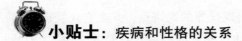

人们常说，性格决定命运。其实，性格也决定着健康。现代医学研究发现，某些疾病与性格有一定的关系。看看下面的性格，你是属于哪一种呢？

一、A 型性格

A 型性格又被称为心脏病性格。这类性格的人生活节奏快，性子急，喜欢争强好胜，易冲动。这类人易患冠心病和高血压。

二、B 型性格

B 型性格的人松弛、节奏慢，易与人相处，不易激动，从不着急，属于慢性子型。这种人属于自我保健型。

三、C 型性格

C 型性格的人习惯忍耐，回避矛盾，压抑痛苦，是打掉牙往肚子里咽的那种人。这就是人们常说的“癌症性格”。研究发现，C 型性格的人患癌症的概率是一般人的 3 倍。

四、D 型性格

D 型性格的人孤僻不合群，喜欢独处，沉默寡言，消极忧伤。这类性格被称为抑郁型人格，这类人患心脏病和抑郁症的概率相当高。

所以说，有了健康的性格，才能有健康的身体，健康的性格有以下特征：面对现实，接受现实的能力并对可能发生的情况有所准备；独立性，能采纳合理的建议，善于自己独立做决定；爱他人，能够从爱自己的配偶、孩子、亲戚、朋友中得到乐趣；控制发怒，不为小事发脾气，还有就是宽容。

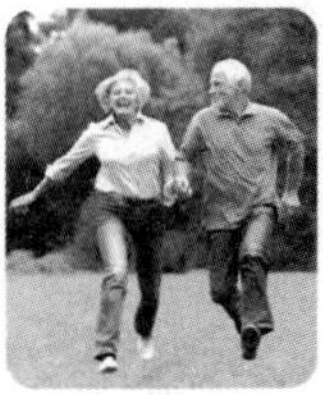

生活可以不多疑

多疑，并不一定是种病态，有的人生性就多疑。但是老人的多疑却要另当别论了，因为有的老人年轻的时候并不多疑，而是随着时间的推移才慢慢地变得多疑起来。那么，为什么老人容易多疑呢？

最近，陈女士和婆婆的关系闹得很紧张，原因就是婆婆总说陈女士手脚不干净，拿了她的东西。这让陈女士非常气愤，觉得自己很委屈，婆婆这样做是对自己人格的侮辱。

事情的起因，还应该从半年前说起。陈女士的婆婆今年 76 岁了，由于上了年纪，身体又不是很好，所以，陈女士夫妇就决定将老人接到自己的身边来住，婆婆有单独的卧室。搬过来不久，陈女士就发现婆婆经常喜欢把房间的门紧闭，有时陈女士到她的房间里打扫卫生，她都不愿意开门。

一次，婆婆不在家，陈女士就用钥匙私自打开了婆婆的房门，帮她打扫卫生。婆婆回来之后，发现自己的房间被人动过之后，就紧张地把东西检查了一遍又一遍，好像家里来了贼似的。陈女士虽然不高兴，但是并没有说什么。

当天，吃过晚饭之后，婆婆将儿子叫到自己的房间，嘀咕了好一阵儿。之后，陈女士的丈夫对陈女士说，你有没有看见妈的50元钱，就放在被子下面的。陈女士一听，火冒三丈，觉得自己真是自讨苦吃，明明是打扫卫生，是为了婆婆好，现在婆婆却将她当家贼。从那以后，婆媳之间的关系就变得很紧张。

现实生活中，有一些老人和陈女士的婆婆有类似的情况，他们总是对这不放心，对那不放心，不是怀疑儿女们对他不好了，就是怀疑自己的钱被人偷了，要不就是怀疑自己得了重病，总之，老人总是一副心事重重的样子，对谁都不放心。

有的老人自己也发现有些不对劲，不明白为什么总是心生多疑，想想自己年轻的时候不是这样的，为什么随着年龄的增长，疑心越来越重呢？老年人又该如何克服多疑的心理呢？

一、老年人爱多疑的原因

平时的生活中，有些老人常表现得疑神疑鬼。其实，仔细观察会发现，老人的疑神疑鬼往往是由生理、心理多方面的原因造成的，而并非老人的主观愿望。

1. 生理上的原因

人上了岁数，视力和听力逐渐下降，获得外界的信息也相对减少了。此时的老人听的看的都没有以前的多了，也没那么准确了，因此，就很容易多疑。

2. 躯体老化的表现

随着年龄的增长，老年人在性格方面也会发生一些变化，以前性格开朗，现在可能就变得孤僻，不爱与人交往。有些老人之所以会表现得很多疑，这可能与他年轻时比较多心有关。

3. 人际交往导致的

老人退休之后，在家庭和社会中的角色逐渐发生了变化，以前工作中接触到的人，现在接触得少了；以前自己是家里的经济支柱，现在收入减少了，在家里说话的分量也不同于以前了。渐渐地，老年人会觉得自己“老了，没用了”，从而慢慢地开始变得多疑。

4. 由心病引起的

年龄是造成多疑的原因之一，但还有可能是其他心理疾病引起的。最常见的表现为记性不好、妄想。老人常有被偷、被害的幻想，这可能是精神障碍的表现，这些异常的信号常和多疑一起出现。

5. 老年痴呆的表现

老人上了一定的年纪，就会“爱忘事儿”，出现短期的记忆力障碍，刚刚发生的事情却不记得了，如：把东西放在别的地方，自己忘记了，而怀疑被别人偷了。但是他们对过去发生的事情，却记得一清二楚，这有可能是老年痴呆的表现。

二、克服多疑心理的方法

猜疑是一种不良的心理个性，表现为极度的神经过敏，遇事好疑神疑鬼。如果老年人和儿女生活在一起，经常表现得疑神疑鬼，就会导致家庭的不和睦。那么，如何才能克服多疑的心理呢？

1. 抵制消极的暗示

《列子·说符》里有一则“疑邻窃斧”的寓言。有个人丢了把斧头，怀疑是邻居的儿子偷的，于是看他走路的姿态像是偷斧头的；看他脸上的表情，也像是偷斧头的；听他说话的声音，还是像偷斧头的。总之，他的言行没有一处不像偷斧头的。不久，丢斧头的人找到了那把斧头，又看见邻居的儿子，看他的言行举止，又一点儿也不像偷斧头的了。

其实，现实生活的一些事情有时也和这个寓言一样。许多猜疑被戳穿之后是很可笑的，但在真相大白之前，由于消极的自我暗示心理作祟，猜疑者却觉得事情顺理成章。所以，抵制消极的暗示，保持清醒的头脑，是防止多疑的重要因素之一。

2. 讲事实，重证据

有了猜疑之后，不要凭空主观臆断，要深入调查研究，要本着实事求是的原则，不能听风就是雨，要以眼见为实。

3. 多沟通

猜疑的产生，往往是因为彼此缺少沟通、人为设置心理障碍的结果，也可能是误会造成的。所以，一旦心生怀疑，就应主动与被怀疑人进行沟通交流，经过开诚布公、推心置腹的交谈，很多问题就会真相大白了。

4. 培养宽容、大度的性格

有些人疑心太重，往往是由于过于苛求别人所致，因此，坚持宽以待人也是克服猜疑的一条途径。俗话说："疑心生暗鬼，不听自然无。"加强自身修养，开阔胸怀，豁达大度，也是有效克服猜疑的好办法。

5. 多和朋友谈心

"朋友是最好的心理医生"，老年人遇到不愉快的事，不妨和好朋友多唠叨唠叨。俗话说"当局者迷，旁观者清"，通过朋友的帮助，可以消除你的一些荒唐的疑心。

6. 多参加社会活动

闲愁、无聊的生活容易使人心生疑虑。老年人退休后也应进行一些力所能及的工作或社会活动，走出个人的狭隘天地，使生活充实，从而有助于消除老人的疑心。

7. 有病及时治疗

人上了年纪，身体机能逐渐衰退，多种疾病都会悄悄地找上门来。因此老人要想开些，随遇而安，定期体检，有病及时发现，及时治疗。

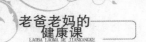

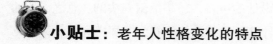

小贴士：老年人性格变化的特点

人们常说，人上了岁数，性格特征就会发生一系列的变化。那么，老年人性格特征的变化主要表现在哪些方面呢？归纳起来主要有：

1. 性格内向。

2. 以自我为中心。

3. 保守，看不惯新事物。

4. 好猜疑，习惯把事情朝不好的方向想。

5. 嫉妒心强，喜欢在同龄人群中进行攀比。

6. 固执，老人的想法一般很难改变，缺乏灵活性，所以常常听不进去儿女的劝说。

7. 好管闲事，一旦发现有自己看不惯的事情，总喜欢说两句。

8. 牢骚满腹，老人一遇到不痛快的事情，就开始怨天尤人，满腹牢骚，见人就说，没完没了。

9. 依赖性强。由于年龄的原因，老人的生理、心理会发生一系列的变化，他们会觉得自己很没用，对未来有种恐惧心理，因此表现为依赖性非常强。

10. 抑郁倾向。老人退休后，因生活的圈子越来越小，老年人的生活比较单调，感到生活无乐趣，因此很容易产生抑郁的倾向。

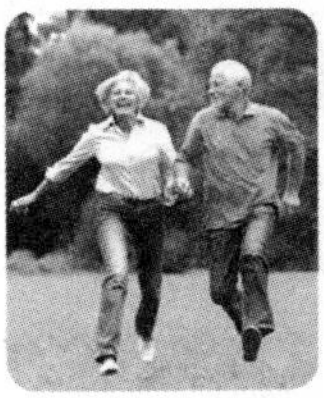

多和年轻人交朋友

有歌词这样写道："最美不过夕阳红，温馨又从容；夕阳是晚开的花，夕阳是陈酿的酒；夕阳是迟到的爱，夕阳是未了的情……"老年人如何才能从容走过夕阳阶段，延年益寿呢？不妨多和年轻人交交朋友。

詹翠之老人今年 67 岁了，自从退休后，老人就和一群年轻人打得火热，邻里邻居的都感到很纳闷，觉得老人有什么魅力让年轻人围着团团转，而年轻人又是什么吸引了老人呢？要揭开这个谜底，还要细细说来。

詹翠之老人以前是一名大学音乐教师，从事这一工作 40 多年。刚刚从工作岗位上退下来的时候，她浑身不自在，吃饭也不香了，睡觉也不踏实了。思来想去，她觉得自己还是离不开工作岗位，离不开那些充满朝气的年轻人。于是，詹老师就在家成立了一个音乐培训中心，利用周末的时间，免费教孩子们音乐。

詹老师以音乐为桥梁，结实了许多年轻的朋友。詹老师说，和年轻人在一起，她觉得自己很年轻，很有朝气。孩子们不仅从詹老师那里学习到了许多知识，而且詹老师也收获不浅，她经常听孩子们说上网能阅览很多知识，还能玩游戏。

于是，詹老师就“聘请”孩子们当自己的老师，教她上网查资料，玩 QQ。如今，詹老师能流利地上网了，极大地丰富了她的晚年生活，开阔了她的视野。詹老师说，其实，老年人和年轻人也能成为很好的朋友，两者互相帮助、互相学习，是一件很好的事情。

如今，人们的生活水平提高了，老年人的生活不再是愁吃什么、穿什么的问题了，而是想如何健康、快乐地享受晚年时光。现在的老年人物质生活相对较富裕，他们更多的是追求精神上的富有。而实现这一目标的最好途径就是多和年轻人交朋友。

古今中外，不乏许多动人的“忘年交”佳话，如王粲和蔡邕。东汉末年，只有十多岁的王粲随当官的父亲住在京城，偶然的机会，他结识了当时担任皇家左中郎将的蔡邕，尽管二人相差几十岁，但两人却结成了忘年交。一天，蔡邕宴请宾客，屋内高朋满座，席间，仆人报说王粲到了，蔡邕匆忙起身迎接，结果连鞋子也穿倒了，历史上便有了“倒屣迎宾”的成语。在蔡邕的培养下，王粲成了著名的文学家。

“梅须逊雪三分白，雪却输梅一段香。”老年人和年轻人交朋友，是“互惠互利”的事情，尤其对老年人来说，更有着诸多的益处。

一、有助于排遣孤独和寂寞

年轻人思想活跃、接触的新生事物多，老年人常常无事可做，容易被孤独和寂寞困扰，感到烦闷、忧郁，多和年轻人在一起交谈、聊天，容易被年轻人的快乐、朝气所感染，从而有助于消除忧郁的情绪，改变旧观念，接受新事物。有了年轻的心态，老人才会越活越年轻！

二、有助于活动筋骨，锻炼身体

年轻人活泼向上，爱玩、爱运动，而老年人则喜欢安静，容易陷入自闭的状态中，常把自己关进一个狭小的天地。老人和年轻人交朋友之后，很容易被年轻人带动，一起去郊外游玩，逛逛街，呼吸一下新鲜空气。通过运动，会使老人身心愉悦，头脑清醒，新陈代谢旺盛。

三、有助于跟上潮流，与时俱进

年轻人有朝气，肯学习，勇于向新事物挑战，而这些特点正是老年人所不具备的。老年人要想跟上时代潮流，与时俱进，就应该向年轻人学习，“活到老，学到老”，让老年生活不至于与社会“脱节”，让老年生活过得积极，过得有意义。

虽然，老年人和年轻人交朋友，有着诸多好处，但很多老年人却很难和年轻人相处得来，看来“忘年交”也并不是那么好交的，这还需要老年人在观念、思想上以及自身能力上多做些改变。

第一，克服心理障碍。

多数老人有这样的想法：年纪大了，有时会笨手笨脚，反应迟钝，比不上年轻人，和他们凑在一起，会讨人厌的。这些想法阻碍了老人和年轻人的交往。

其实，老人不应更多地看到自己的缺点，而要更多地看到自己的优点。老年人有着丰富的社会阅历，做事更加周密，而年轻人的特点则是社会阅历少，好冲动，喜欢鲁莽行事。老年人的这些优点，都是值得年轻人学习的。所以，老年人应该认识到自己的优点，更加自信地与年轻人交往。

第二，放下“倚老卖老”的架子。

有些老人总是端着“倚老卖老”的架子，以致很难与年轻人打成一片。有些老人对年轻人的所作所为总是嗤之以鼻，认为他们做的事情总是不对的。比如，他们好打扮，喜欢追星，这些在老年人看来，都是不可理喻的。其实，老年人应该试着放下架子，多和年轻人交流一下。其实，在年轻人的身上，还是有许多东西值得老年朋友去学习的。

第三，提高自身的能力与素质。

交朋友首先要有共同语言，由于老年人与年轻人接触的东西差别很大，所以很难有共同语言，甚至连说话都不一样了。年轻人说话时，时不时地就会带出几句英文、流行语，比如“月光族”“躲猫猫”等，而这些都会让老人云里雾里。而老人津津乐道的东西，什么“文革”啦、“下乡”啦，都让年轻人毫无兴趣。

所以，老年人要想和年轻人交朋友，提高自身的能力和素质是很重要的。多看看新闻，了解一下年轻人的心理以及年轻人的喜好，对老年人交友都是非常有帮助的。只有有了共同语言，才能使交往更加顺利，更加深入。

总之，“忘年交”是一种互补的关系：年轻人可以分享老人的人生经验和智慧，老人可以从年轻人那里获得新知和活力。健康的“忘年交”可以使人的精神世界变得更加丰富、美好。

小贴士：如何消除代沟

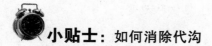

现在的年轻人喜欢讲“代沟”，这也正是老年人与年轻人交往的最大障碍。那么，老年人应该如何做，才能消除代沟呢？

一、接纳对方，放弃偏见

年轻人常常有一些新的想法，老年人不要对此一概抵制，应该进行认真分析和思考，弄清对方的意见和态度后，接纳正确、合理的部分，放弃自己的偏见。

二、取长补短，融合更完美

老年人和年轻人交友，对双方都是有益处的，年轻人可以从老年人那儿学到经验，而老年人则可以学到新观念，两者可以取长补短，使融合更完美。

三、相互让步，折中意见

老年人和年轻人对某些事情难免会产生不同的思想和意见，老年人不应该全盘否定别人的意见，可以试着来一个折中方案，双方在各做一些让步的基础上，兼顾双方的利益。

四、各持己见，互不干涉

如自己的行为不会对对方造成利益上的损害，同时也没有涉及自身的原则性问题，就可以“和平相处”，可以各持己见，互不干涉。

五、静观发展，日后解决

当老人和年轻人的看法、意见出现原则性的不一致时，也不要争得面红耳赤，免得伤了和气。此时不妨将问题先放一放，静观发展，以后有机会再解决。

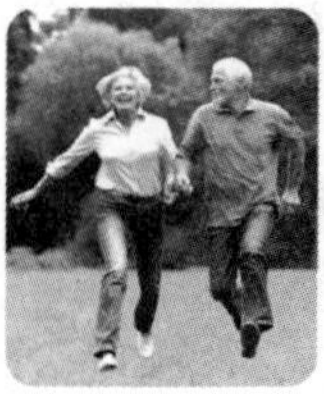

偶尔奢侈一下，别太在意

很多老人辛苦了大半辈子，在儿女事业有成、自己衣食无忧之时，依然过着“新三年，旧三年，缝缝补补又三年”的生活。虽然勤俭节约是中华民族的传统美德，但过度节俭则有些过时、守旧，而且还容易和儿女产生矛盾。

事件一：

佟大爷今年65岁了，是一个非常节俭的人，节俭得甚至到了让儿子无法接受的地步。原来佟大爷每次去城里看望儿子的时候，都是徒步走十多里，为的是节省下两元车费。佟大爷的儿子每次都叮嘱父亲坐车回去，可他就是不听，如果硬将他送到车站，他就死活不上车。这让儿子真是拿他没办法，每次老爷子步行回家，儿子都会为他提心吊胆，生怕出什么意外。

事件二：

谭年寿，今年72岁了，身子骨还比较硬朗，平时清闲的时候，喜欢骑着自行车到处逛逛。前段时间，他去看望一个朋友，在回家的路上摔了一个跟头。他认为没什么大事，也没有去医院看看，在家自己涂了一些红花油。

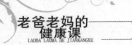

后来他的儿子发现父亲走路有些异样，再三追问才知道父亲摔跤了，好说歹说，终于说服父亲去医院做检查。检查结果一出来，吓得儿子满头大汗。原来，谭老汉断了两条肋骨，而且伴有内出血和气胸，医生要求马上动手术。医生说如发现不及时，任其在家拖着的话，后果不堪设想。

事件三：

最近，贾女士感到很苦恼，自从公公、婆婆搬来和他们一起住之后，双方总在如何处理剩菜剩饭的问题上发生争执。家里所有的剩菜剩饭都不让倒，有时候一吃就是两三天，即使变质了，也不许扔掉。家里人怎么劝说都不管用，而且还告诉他们，你们不吃，我们吃，谁也别管。

上个月是婆婆的生日，贾女士特别将老人的儿女都请了过来，在饭店摆了一大桌，但老人并不高兴，在桌子上一个劲儿问，这个菜多少钱？为什么这么贵呀？结果弄得大家一点儿胃口都没有了。最后，老人还将全部的剩菜打包回家。由于剩菜比较多，老人一连吃了好几天。结果，婆婆突发肠胃炎进了医院，其罪魁祸首就是那些剩菜。

在上例中提到的三位老人是勤俭节约的典型。老年人之所以会出现这种“奢侈”不适应症，是与老年人的生活经历分不开的。现在的老年人都是在非常贫困的年代出生的，在极其艰苦的条件下，只有勤俭持家，才能够生存下来。久而久之，就养成了勤俭的习惯。在他们的意识中，就建立了一种牢固的观念：奢侈浪费可耻。

除此之外，老年人看不惯年轻人的“大手大脚”，还有另外两个原因。首先是老年人的忧患意识，在他们看来，什么时候手里都应该留有“本钱”，而不能像当今的年轻人大多都是“月光族”。还有就是有的老人会对高级消费感到陌生，产生恐惧。如有的老人被领进了西餐厅，拿惯了筷子，改拿刀子、叉子，有些不知所措。

其实，老年人有必要改变一下自己的想法和生活方式。以前人们是担心吃不饱、穿不暖，而如今这些早就不再是问题，生活水平提高了，就应该充分享受丰富的精神和物质生活。只要享受和收入水平相称，就算不上奢侈。再说，老年人都辛苦了一辈子了，如今赶上了好时机，应该好好享受一番，毕竟已近夕阳了嘛。话虽这样说，但是要从根本上改变这“勤俭节约”的习惯还真有点难度，老年朋友不妨从以下几个方面努力一下。

一、改变观念

现在社会进步了，人们创造了丰富的精神文明和物质文明，这就是为了提高我们的生活质量。如果你总是认为饭店的菜贵了，你可以想一下，在饭店吃饭，你不用洗菜、炒菜，而且吃完之后也不用收拾，只要付钱就可以了。再说了，自己做的饭菜也不如饭店的可口呀。还有，你享受的是便捷的服务，当然要贵一点儿了，这是理所应当的嘛。

二、只要儿女条件允许，“奢侈”一点儿也无所谓

老人都辛苦了一辈子了，如今儿女们都能自食其力了，就应该享受到他们的回报，毕竟自己也曾经辛苦地付出。儿女们给你过生日、买高级衣服，做老人的就应该欣然笑纳，只要儿女的条件允许，这就不算铺张浪费。这毕竟是儿女们的一片孝心，如果你总是唠叨个没完，会让儿女们抱怨的，本来一件高兴的事情，最后弄得大家不高兴，多扫兴呀，不如欣然接受的好。

三、明白贵的理由

现在的老人接触外界的信息少，在吃穿住行的方面也没有年轻人懂得多。所以，一看到标价就被雷倒了。其实，人家贵也有贵的道理。比如去饭店吃饭，人家的菜买的是无污染的绿色食品，而不是你从菜市场讨价还价买的剩菜；人家的衣服要价高，是因为人家的衣服有保健功能，而不同于你从小摊上买的衣服。总之，要先弄明白其中贵的道理，不然的话，当然会对标价恐惧了。

如今，时代变了，社会富足程度提高了，以往的“奢侈”已经成了现在的家常便饭，老年人的观念也该跟着变一变了。这样不仅是给儿女孝顺老人的机会，也是让自己体验现代生活的美好。

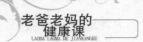

小贴士："奢侈"也可以非常有意义

老年人大多都已经养成了勤俭节约的习惯，一时难以改变，这也无可厚非，只要不让过度节俭行为与现代生活方式显得有些格格不入就可以了；如果是为了节俭，伤了身子，就得不偿失了。

如今，有不少老年朋友将积攒下来的钱用在捐资助学上，或是帮助其他有困难的人，这是一件非常好的事情，按照老人的话说，就是"奢侈"也要花在正确的地方。老年人余下的日子是有限的，在这有限的时间里，做一些对自己的人生、对社会有意义的事情是非常值得敬佩的，也为后人树立了良好的榜样。其实，赚钱、花钱都是一门艺术，需要人们好好琢磨。

第三课
老爸老妈的健康好习惯

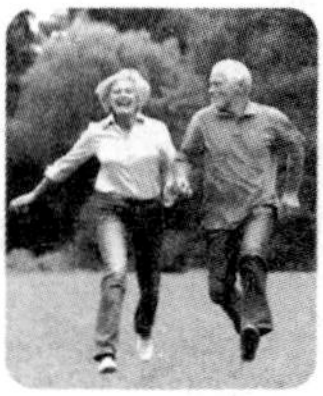

老年人起床莫太急

老年人夜半黎明起床，不可掉以轻心，不要还在睡眼惺忪时一骨碌就匆匆爬起来，这样起床很容易发生意外。老人起床的时候，要先在床上轻微活动活动四肢和晃晃头部，然后再起床。

健康知多少

起床看起来似乎是件非常简单的事情，殊不知，这里大有学问。特别是老年人，更应该多注意，因为稍不留神，疾病就可能找上门来。

一、身体出现不适症状

醒来后各系统需要从半休眠状态逐渐转变为工作状态，如马上起床，身体尚未适应工作状态，就会出现头晕、心慌、四肢乏力等现象。

二、易发生疾病

人的心血管壁在清晨时最脆弱，对高血压、冠心病、动脉硬化、血管狭窄的患者来说，由于夜间血压下降、心跳缓慢，突然起床最容易引发意外。

晨醒后，头面部特别是眼睑明显浮肿，或伴有全身浮肿，就可能患有肾病或心脏病。如有明显晨僵，且全身关节活动不灵，说明患有风湿、骨质增生等疾病。另外，一些患有过敏性疾病者如红斑狼疮、硬皮病等，也会出现明显的晨僵。

三、危害某些特殊群体

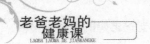

腰椎病的老年患者应该防止因突然改变体位而扭伤腰背部，骨质疏松的老年人应避免突然改变体位而发生骨折。

医学界普遍认为，心脏病主要发生在清晨，发病人群是60岁以上的老人。早晨对于心脏病人来说是一个危险的时间段。而早晨匆忙起床则是促发心脏病的一个重要原因。

健康有方法

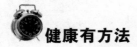

早晨苏醒后先闭目养神，然后在床上慢慢做保健运动，这对预防老年人心脑血管疾病和增强各器官功能都有益处。这套保健运动简单、实用，一般10分钟左右就可以完成。

一、左右翻身

在床上轻轻地来回翻身一分钟，活动脊柱大关节和腰部肌肉。

二、手指梳头

用双手手指由前额至后脑勺，依次梳理，大约一分钟的时间。这样可以增强头部的血液回圈，增加脑部血流量，防治脑部血管疾病，使头发乌黑又有光泽。

梳头还可以去掉头及头发上的浮皮和脏物，并给头皮以适度的刺激，是保持美发不可缺少的日常修整之一。

三、轻揉耳轮

用双手指轻揉左右耳轮一分钟，至发热舒适。因耳朵布满全身的穴位，这样做可使经络疏通，尤其对耳鸣、目眩、健忘等症，有防治作用。

有些老人可能比较爱卫生，觉得掏耳朵舒服，其实耳朵完全可以不掏，因为耳朵本身有一种自洁功能，分泌物会自然地脱落到耳外，建议不要经常掏耳朵。

四、伸伸懒腰

睡觉时身体多取屈缩的姿势，睡醒后在床上做两手交叉，伸向头上方翻掌，脚尖绷直，伸展身体，同时配合深呼吸的动作，反复练习一分钟。这样有助于消除疲劳，加快清醒。

五、转动眼睛

眼球转动一分钟，可顺时针和逆时针运转，能锻炼眼肌，提神醒目。

六、叩齿卷舌

轻叩牙齿 30 秒，可使牙根和牙龈活血并健齿。卷舌 30 秒，卷舌可使舌活动自如且增加其灵敏度。

七、轻摩肚脐

用双手掌心交替轻摩肚脐一分钟，因肚脐上下是神厥、关元、气海、丹田、中脘等各穴位所在位置，尤其是神厥能预防和治疗中风。轻摩也有提神补气之功效。

八、收腹提肛

反复收缩，使肛门上提一分钟，可增强肛门括约肌收缩力，促使血液回圈，预防痔疮的发生。现代医学认为，提肛是通过使肛门周围的肌肉及软组织一张一弛的运动，可以改善局部的血液回圈。

九、蹬摩脚心

仰卧以双足根交替蹬摩脚心一分钟，使脚心感到温热。蹬摩脚心后可促使全身血液回圈，有活经络、健脾胃、安心神等功效。

“搓脚心”是指按摩足底中心部位的涌泉穴。涌泉穴是足少阴肾经的起点，中医学认为，该穴有“治善忘、安神、醒脑、通关开窍和固真气”等功效。

十、转头运动

人睡醒后，有时会感到头昏脑涨。这是因为一夜睡眠后，头部和颈部肌肉变得僵硬，头部血液循环不畅，致使头部供血不足所致。睡醒后躺在床上，头部向左右侧转动 8 ~ 10 次，可减轻头昏症状。

老年人一般醒得早，所以有足够的时间做这套运动。有的老人起床总是匆匆忙忙地从被子里爬起，结果大脑还停留在半睡眠状态，严重损害健康，所以一定要改变这个坏习惯。

健康提醒：老年人起床“五不要”

许多老年人都有早起的习惯，主要是早晨空气清新，有利于排出夜间沉积在呼吸道的有害物质，促进新陈代谢。但由于老年人体内各器官的退化，如果不注意保健，早起也可能对健康不利。老人起床一定要做到“五不要”。

一、不要骤然起床

早晨醒来后不要马上起床，因为老年人椎间盘比较松弛，如果突然由卧位变为立位，不仅容易扭伤腰背部，还可能影响神经系统。有高血压、心脏病者如果突然改变体位，还可能发生意外。

二、洗脸水不要太热或太冷

冷水洗脸对老年人的面部皮肤有较强的刺激，除了常年坚持洗冷水澡和体质较强健者外，老年人以不用冷水为好。

洗脸水温度最好控制在 10～15℃左右，不宜过热或过冷。毛巾擦洗的方向最好是自后向前，自下向上。这样洗脸顺乎血流方向，有利于促进血液循环，延缓面部皮肤衰老。

三、运动量不要过大

早起后活动量不宜过大，时间不宜过长。太极拳、气功、慢跑、徒手操等柔和、缓慢的活动最适合老年人早起锻炼。活动应以略有心跳加快、略有气急感为度，千万不可逞能。

四、晨起不要饮浓茶

有些老年人喜欢早起一杯浓茶，慢慢品尝，这种习惯对健康其实并没有益处。清晨，胃内基本排空，空腹饮浓茶，不仅会引起胃肠不适，食欲减退，还可能损害神经系统的正常功能，因而早晨一般不宜饮浓茶。如有饮茶的习惯，可以将头道茶倒去，饮二道茶。

五、不要着凉

老年人的衣着应根据气候变化及时添减。由于老年人的身体防御疾病能力较弱，早起易感风寒，衣着以暖些为好。

夏季起床后可以立即开窗，使空气流通。但在冬季，应在起床后稍过一会儿，让身体适应室外的气温后再开窗，以免被风吹后着凉，影响健康。

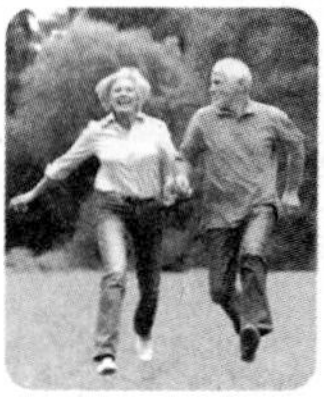

晨起喝水是个好习惯

“一日之计在于晨”，清晨的第一杯水尤其显得重要。也许你已习惯了早上起床后喝一杯水，但你知道早晨应该喝什么水，该怎么喝吗？

健康知多少

水为生命之源，人离不开水，否则，生命也即将枯竭。那么，为什么一定要晨起喝水呢？这有什么道理呢？

一、补充水分，美容养颜

人体在夜晚睡觉的时候从尿、皮肤、呼吸中消耗了大量的水分，早晨起床后人体会处于一种生理性缺水的状态。一个晚上，人体流失的水分约有 450 毫升，晨起喝水可以补充身体代谢失去的水分。早上起床后为身体补水，让水分迅速输送至全身，有助于血液循环，还能帮助机体排出体内毒素，滋润肌肤，让皮肤水灵灵的。

二、冲洗肠胃，防止便秘

早上起床后胃肠已经排空，这时喝水可以洗涤清洁肠胃，冲淡胃酸，减轻胃的刺激，使胃肠保持最佳的状态。清晨起床后饮水还能刺激胃肠的蠕动，湿润肠道，软化大便，促进大便的排泄，防治便秘。

三、清醒大脑，预防疾病

起床后喝的水会很快被肠黏膜吸收进入血液，可有效地增加血溶量，稀释血液，降低血液稠度，促进血液循环，防止心脏血管疾病的发生，还能让人的大脑迅速恢复清醒状态。

健康有方法

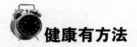

如果告诉你喝水也有很多讲究、很多门道，你也许会觉得有些小题大做，你可能认为喝水是件非常简单的事情。其实不然，根据身体的健康状况，选择不同的喝水方式是非常重要的。因为选对了喝水方式才有助于治病，老年朋友不妨学学。

一、老年斑：清晨一杯凉白开

早晨喝一杯水对身体有好处，主要是因为人体经过了一宿的代谢，体内的垃圾需要一个强有力的外作用帮助排泄，这个责任就落到白开水身上了。如果是糖水或放入营养物质的水，就需要时间在体内转化，不能起到迅速冲刷我们的机体的作用。所以，清晨一杯清澈的白水是排毒妙方。

二、感冒：要喝比平时更多的水

因为当人感冒发烧的时候，人体出于自我保护机能的反应而自身降温，这时就会有出汗、呼吸急促、皮肤蒸发的水分增多等代谢加快的表现，这时就需要补充大量的水分，身体也会有叫渴的表现。多多喝水不仅促使汗出和排尿，而且有利于体温的调节，促使体内细菌病毒迅速排泄掉。

三、恶心：用盐水催吐

出现恶心的情况很多，有时候是对于吃了不良食物的一种保护性反应。遇到这样的情况，不要害怕呕吐，因为吐出脏东西可以让身体舒服很多。如果感到特别难以吐出，可以利用淡盐水催吐，准备一杯淡盐水放在手边，喝上几大口，促使污物吐出。吐干净以后，可以用盐水漱口，起到简单的消炎的作用。

四、咳嗽：多喝热水

遇到咳嗽、有痰这样的症状，很多人都感到憋气、难受，痰液难于咯出。这时候就要多喝水，而且还要多喝热水。热水可以起到稀释痰液，使痰易于咯出的作用；另外，饮水的增多增加了尿量，可以促进有害物质的迅速排出，还可以抚慰气管与支气管黏膜的充血和水肿，降低咳嗽的频率。这样的话，人就会感到舒服通畅很多。

五、便秘：大口大口地喝水

便秘的成因可能是肠道等器官没有了排泄力，简单的方法就是大口大口地喝上几口水，吞咽动作快一些。这样，水能够尽快地到达结肠，刺激肠蠕动，促进排便。记住，不要小口小口喝，那样水流速度慢，水很容易在胃里被吸收，产生小便。

六、烦躁：高频率喝水

人的精神状态如果和生理机能相联系，有一种物质是联系二者的枢纽，那就是激素。简单地讲，激素也分成两种，一种产生快感，一种产生痛苦。大脑制造出来的内啡肽被称为“快活荷尔蒙”，而肾上腺素通常被称为“痛苦荷尔蒙”。当一个人痛苦烦躁时，肾上腺素就会飙升，但它如同其他毒物一样也可以排出体外，最好的方法就是多喝水。

晨起喝水的习惯贵在持之以恒，为便于提醒自己，可以在晚上睡觉前倒上一杯开水，放在床头，第二天早晨一睁开眼就能看见。为了防止灰尘掉进水中，最好在杯子上盖上盖。

健康提醒：晨起不能喝的水

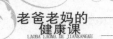

早晨起床后，喝些水，对健康非常有帮助，但要注意的是，不是所有的水都能喝的，下面几种水就不适宜喝。

一、久置的开水

开水久置以后，其中含氮的有机物会不断被分解成亚硝酸盐。尤其是存放过久的开水，难免有细菌污染，此时含氮有机物分解加速，亚硝酸盐的生成也就更多。饮用这样的水后，会影响血液的运氧功能。所以，应该喝一次烧开、不超过 24 小时的水。

二、淡盐水

有人认为喝淡盐水有益于身体健康，于是晨起喝淡盐水，这种认识是不对的。喝淡盐水有利于健康不假，这对于夏天出汗后补充水分是必要的，可对于晨起补充水分来说非但无益，还是一个危害健康的做法。研究认为，人在整夜睡眠中未饮滴水，然而呼吸、排汗、泌尿却在进行中，这些生理活动要消耗损失许多水分。另外，早晨是人体血压升高的第一个高峰，喝盐开水会使血压更高，危害健康。

三、饮料

早上起来的第一杯水最好不要喝果汁、可乐、汽水、咖啡、牛奶等饮料。汽水和可乐等碳酸饮料中大都含有柠檬酸，在代谢过程中会加速钙的排泄，降低血液中钙的含量，长期饮用会导致缺钙。

而另一些饮料有利于排尿作用，清晨饮用非但不能有效补充机体缺少的水分，还会增加机体对水分的要求，反而造成体内缺水。果汁、牛奶、咖啡不宜作为清晨的第一杯饮料，因为这些物质并不能提供此时机体最需要的水分，还会使机体在缺水的状态下就让胃肠进行消化和吸收工作，不利于身体的健康。

四、自来水

有人早晨起来打开水龙头，接一杯自来水来喝，这是错误的。停用一夜的水龙头及水管中的自来水是静止的，这些水和金属管壁及水龙头金属腔室会产生水化反应，形成金属污染水；并且自来水中残留微生物也会繁殖起来，这种水含有大量对人体有害的物质，还可能藏着威胁人类健康的一种急性呼吸道传染病菌——军团菌。因此，清晨拧开水龙头，最初流出的自来水是不可饮用的死水。

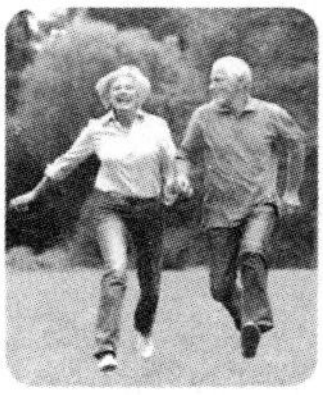

早晚叩牙，牙齿棒

叩齿养生习惯源远流长，唐代大医学家孙思邈在《千金方》中指出："每晨起，以一捻盐纳口中，以温水含揩齿，及叩齿百遍，为之不绝，不过五日，齿即牢密。"叩齿术为历代养生家所推崇，叩齿是老年人日常生活中重要的一项养生法。

健康知多少

现代医学认为，叩齿是对牙周组织的生理性刺激，可以促进牙周组织的血液循环，增强牙周组织的抗病能力和再生能力；同时，也可提高牙齿组织的神经兴奋性，使牙齿和牙周组织保持健康状态。

中医学理论认为，牙齿松动与肾虚及气血失调有关。叩齿能使气血流通，外邪难以侵之，因而能固齿、健齿，与现代医学观点完全符合。现在就来总结一下早晚叩齿的好处。

一、健齿

牙齿的牙腔内有由血管等组织构成的牙髓，是牙的营养通道。牙所需要的营养在血液里，叩齿振动牙髓及牙床，加速血液循环，改善牙齿的营养供应，使之得以健康。

二、健脾胃

《脾胃论·脾胃盛衰论》记载，脾胃为“后天之本”，气血生化之源，“百病皆由脾胃衰而生也”。叩齿能健齿，齿健则食物易被嚼细，胃负减轻，从而养胃。叩齿催生唾液，咽之有助于胃和脾的“运化、升清”，减轻脾胃的负担，达到健脾胃的目的。

三、健肾

肾为先天之本、生命之源。齿者，肾之标，由肾中精气所充养，肾中精气充沛，则牙齿坚固而不易脱落；肾中精气不足，则牙齿易于松动。牙齿健否是肾健否的标志之一，叩齿能健齿、充肾精，故可健肾。

四、健脑

《素问·阴阳应象大论》说：“肾生骨髓”，而脑为髓海，肾中精气充盈，则髓海得养，脑发育健全，就能充分发挥其“精明之府”的功能；反之，肾中精气亏虚，则髓海不足而失养。叩齿能健肾，使肾中精气得充，故可健脑。

五、美颜荣发

叩齿可活动面肌，加强面部血液循环，增加面部肌肤的营养，进而美颜。发的生长赖于精血，精血充盈，则发长而光泽；精血虚衰，则发白而脱落。肾藏精，“其华在发”，叩齿可使肾精充盈而荣发。

六、防止中风

叩齿可使头部、颈部的血管和肌肉、头皮及面部有序地处于一收一舒的动态之中，能加速脑血管血流循环，使已趋于硬化的脑血管恢复弹性，既能消除因血液循环障碍造成的眩晕，还有助于防止脑中风的发生。

实践证明，叩齿是固齿、健齿的有效措施。古往今来许多长寿老人坚持叩齿，虽已高龄，但口内仍有多数牙齿存留，并像青年人一样咀嚼硬物。

健康有方法

叩齿简单地说，就是空口咬牙，是一种较常见的牙齿保健方法，每日早晚各做一次，每次叩齿数目多少不拘，可因人而异。叩齿的力量也不求一律，可根据牙齿的健康程度，量力而行。但必须持之以恒，从不间断，方可见成效。叩齿方法如下：

1. 叩齿可在每天早起或睡前进行，一天两次。

2. 叩齿前，先闭目养神，双唇紧闭，然后上下齿相互碰击，用力应适中、均匀；一般先叩磨牙 50 次，再叩门牙 50 次，再咬合叩全口牙齿 50 次。

3. 叩齿毕，轻轻咬紧牙关，将两腮鼓起，如口内含物，并用两腮和舌做漱口动作，连漱数十次，待口内津液增多，再分数次慢慢下咽至胃肠。初练时可能口内津液不多，久练津液自增。

从小坚持一直到老，可以使牙齿坚固，不生牙病。但我们一定要把叩齿与咀嚼区别开来。叩齿主要目的是健齿、固齿，属于保健性质；咀嚼主要目的是利用牙齿将食物研碎，属于生理功能。

如果不正确使用牙齿和使用过大力量，就会造成牙齿损伤，如咬瓶盖、咬筷子等。叩齿与咀嚼的区别主要有三点：

第一，目的不同。

咀嚼主要的目的是利用牙齿将食物研碎，属于生理功能，如果不正确使用牙齿和使用过大力量，就会造成牙齿损伤，如咬筷子、咬瓶盖等；叩齿主要目的是健齿、固齿，属于保健性质。

第二，效果不同。

咀嚼不具有叩齿效果，并且如长期使用一侧牙齿咀嚼，还容易造成牙合创伤；叩齿则可以健齿、固齿，减少疾病发生，具有预防效果。

第三，力量不同。

咀嚼力量可大可小，与咀嚼的食物种类、软硬度有关；叩齿是轻微的力量，叩齿通过震动牙根周围的组织，有利于提高牙根抵抗疾病的能力。

牙齿的好坏可直接影响到消化功能，从而影响到身体健康，所以健康应该从“齿”开始。而如今许多人对牙齿健康并没有引起高度重视，一些老年人经常会因为戴义齿引起基牙的龋坏。不良的生活习惯使牙齿健康大打折扣，时间长了，就会导致牙痛。俗话说：牙痛不算病，疼起来真要命。千万不要等到牙疼了才想起护齿，护齿应该从现在开始。

健康提醒：叩齿并非人人适合

叩齿是一种非常好的健身方式，可有些医学家认为，叩齿法对已患牙病者可能不太合适，主要是因为叩齿中力量过大，怕对牙齿有损伤。如果叩齿不适合你，也不要紧，明代杰出的医学家张介宾在《景岳全书》中还给大家介绍了一种咬齿的健身法。

他说：“古有晨昏叩齿之说，虽亦可行，然而谷谷震动，终非尽善之道。余每因劳因酒，亦尝觉齿有浮突之意，则但轻轻咬实，务令渐咬渐齐，或日行一二次，或二三次，而根自固矣。又凡欲小解时必先咬定牙根而后解，则肾气亦赖以摄，非但固精，亦能坚齿。故余年逾古稀，而齿无一损，亦大得此二方之力。”

可见，咬齿法是叩齿法的一个轻量级的改变方法，因用力刺激的程度不同而异。但叩齿与咬齿一样，都可以起到牙齿自我保健的目的。

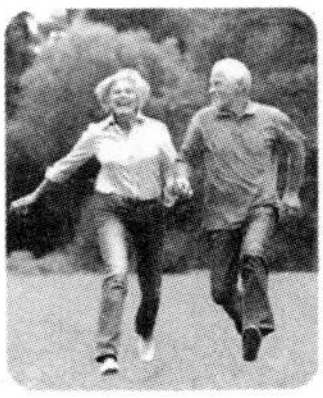

按摩耳朵，聪明又健身

古典医籍有“耳为宗脉之所聚”“一身之气贯于耳”的说法。耳为肾之外窍，是全身经络汇集之处。所以，经常按摩耳朵，可激发经气，疏通经络，平衡阴阳，调理脏腑，达到养生之目的。

健康知多少

人们常用“耳聪目明”来形容一个人的身体好，这是因为耳与全身的生理、疾病有密切的关系。传统中医认为“五脏六腑，十二经脉有络于耳”，那么，经常按摩耳朵会对身体有哪些好处呢？

一、治疗高血压、低血压

经常按摩耳朵，有助于稳定血压。高血压患者，用拇指搓耳轮后沟，向下搓用力稍重，向上搓用力要轻；低血压者，用力的程度恰好相反。这个方法有助于稳定血压，非常适合老年朋友。

二、美丽容颜

恰当地握动双耳垂，能收到抗衰美容的效果。其重点是运用拇指、食指轻巧而有节奏地捏压耳垂的正中区域，坚持做下去，不仅有助于美容，又能增添双目的神采。

三、预防疾病

耳为肾之外窍，是全身经络汇集之处，耳朵上有许多重要的穴位，所以，通过对具体部位的按摩，能有针对性地预防某些疾病。如以食指指腹按摩耳前根部，可防治咽炎、心慌、头痛、头昏、感冒、鼻炎等；以拇指、食指揉捏耳屏，使其有胀痛感，可防治脑血管、脑神经病症；以食指指腹摩擦耳背沟，使之生热，可清脑、明目、降血压等。

健康有方法

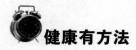

耳郭被医学专家称为“缩小了的人体身形”。耳朵的各部位与人体内脏器官存在着密切的联系。经常按摩耳朵，可以调节各种机能，提高机体的免疫力，有益于抗病健身。下面就给大家介绍一下耳朵的按摩手法和保健方法。

一、常用的按摩手法

1. 提捏法

取坐位，两手同时提捏两侧耳垂，每次提捏 20 下，每日两次。此法可治疗头部疾患，具有明目聪耳、美容的功效。

2. 点按法

被按摩者取坐位或仰卧位，按摩者一手持按摩棒对准穴位，另一手扶住耳郭，将食指指腹置于耳穴相应的耳背部位，抵住按摩棒头，双手配合进行点按。点按力度应从轻到重，一压一松，节律均匀，以能忍受为宜；每穴每次按压两分钟，可治疗各种疼痛性病症。

3. 搓摩法

取坐位，将食指屈曲，放于耳郭前面相应的穴位，拇指指腹放在耳郭背面相应的部位，并给予一定压力，上下反复搓摩，以耳郭发红并有热感为宜。如搓摩耳郭正面穴位时，拇指指腹按压在耳郭背面相应部位，食指屈曲，用拇指指腹从上至下搓揉。此法常用于慢性病的辅助治疗。

耳穴按摩一般都比较安全，没有绝对的禁忌症，但需要注意一些情况：如急性病症不宜单用耳穴按摩治疗；耳郭有明显炎症或损伤者，如冻伤破溃者、湿疹、溃疡均不宜按摩。

二、按摩耳朵的方法

按摩耳朵，必须根据自己身体的需要，选择合适的耳穴和按摩方法，并持之以恒，才能达到防病治病的目的。下面是常见的按摩耳朵的方法，方法简单实用，老年朋友们不妨试一试。

1. 揉耳垂

耳垂一带，即耳朵的头面区，这一区域的耳穴与人的头脑、面颊关系密切。

操作方法：将食指和中指并拢，塞入耳腔，拇指放在耳垂后面，3个指头尽量将头面区全部捏住，进行揉动。食指和中指保持不动，拇指进行搓揉，先顺时针揉50次，再逆时针揉50次。最后，再把耳垂向下拉一拉。

功效：经常按揉耳垂，可美容养颜、醒神健脑。

2. 掏耳窝

耳窝就是耳朵的中心区，五脏六腑对应的耳穴都在耳窝里。

操作方法：把食指或中指放进耳窝里，用力来回掏，争取让手指触及耳窝的每一处，每天掏100次。注意不要让指甲伤到耳朵，最好将指甲剪掉。

功效：长期掏耳窝，有助于调和五脏。

3. 揉外缘

耳郭外缘，即肢体区，这一带的耳穴主要对应于人的四肢。

操作方法：用拇指的全部和食指的大部分夹住耳朵外缘，来回搓揉，每天进行100次。

功效：长期揉耳郭外缘，可强健四肢。

4. 摩耳背

耳背上有一条沟叫降压沟，它对应人体的脊背。

操作方法：高血压的人常会出现头晕、心慌等症状，这时候可用拇指推降压沟，从下向上推，这样可以临时降血压。还可以用食指和中指塞进耳窝，从反面托住降压沟，拇指指腹沿降压沟从上往下摩擦。

功效：经常摩耳背有助于调节血压，调畅全身的气血。

5. 搓全耳

操作方法：每天用手掌搓耳朵前后 50 次，再上下搓 50 次。

功效：在对耳朵的各个区域进行一遍按摩之后，还要搓一次全耳，这样可以通达全身。

上面这一套动作，老人可以坚持每天早晚各做一次。做完之后，还可以根据自己的体质，确定一个重点动作，再做一次。比如，有胸闷、烦躁的症状，或有心脑血管方面的疾病，就应把摩耳背作为重点。

健康提醒：看耳朵，知健康

俗话说："百病积于耳"，耳是健康的"晴雨表"，通过耳能知病。临床发现，耳郭形态、色泽的变化与疾病有密切关系，表现如下：

一、耳郭色泽红润

耳郭色泽红润为健康之象，耳背脉络红赤，多见于小儿麻疹、痘疹，如果是成年人则多属于湿热病毒；耳轮鲜红者属热，红赤者属风热；耳面脉络红赤属肺虚挟邪，或心脉瘀滞。

二、耳郭厚而大

耳郭厚而大，为形盛，表明脏腑气血旺盛，表示人体健康；如果耳郭瘦薄，是形气不足，多属虚证。

三、耳郭色白而薄

耳郭色白而薄是肺肾虚弱之象，警示人体气血不足；如果耳郭色青黑，且耳轮干枯，则是肾阴亏耗的象征；耳轮焦干枯燥，则表示人体肾虚消渴。

四、耳郭发黄、色泽鲜明

这种现象为黄疸或湿热的征兆，如色泽晦滞为瘀热；色黄且痛，为黄耳伤寒。

五、耳轮甲错，耳郭上出现瘀斑或瘀点

这种现象多因腹腔内瘀血，或因肠道有肿瘤，或因久病微循环发生障碍等。

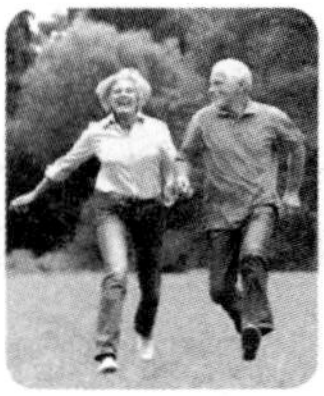

勤梳头，头脑清

“发宜常梳”是老年养生的重要内容之一。头为“精明之府”，诸阳所会，百脉相通。人体十二条经脉和奇经八脉都汇聚于头部。常梳发可以疏通经络，平肝息风，开窍宁神，止痛明目，坚固发根，减少脱发。

健康知多少

梳头保健历史悠久，源远流长，古人很早就对头颅的生理功能相当了解。北宋大文学家苏东坡一度头发脱落严重，后来他接受一位名医劝告，早晚坚持梳头，不久即愈。老年人梳头的目的并不仅仅在于美容，还有重要的保健作用。

一、保护头发

“千遍梳头，头发不脱。”从现代生理学角度看，梳头时由于梳齿与头皮反复摩擦产生电感应，能刺激头皮的末梢神经和毛细血管，使神经舒展、松弛，改善头部的血液循环，促进新陈代谢，使氧和营养物质的供应加强，有利于头发的生长，并防止脱发和白发的产生。

二、健脑安神

头是人的神经中枢所在地，分布有很多重要的穴位。梳头既能对头皮按摩，还能刺激头颈部穴位，促进头颅内血液循环，使脑神经兴奋性提高、血管扩张，淋巴回流加快，从而改善颅内的供氧，减缓脑细胞老化的过程，起到健脑防衰的作用。北宋大文学家苏东坡对梳头促进睡眠有深切体会，他曾说过："梳头百余下，散发卧，熟寝至天明。"

三、治疗头痛

对头痛患者来说，采取梳头疗法既经济实惠，又方便简单。梳头疗法即在头部相应部位循经走穴，通过梳、刮、按、揉等物理刺激和生物的感传作用，畅通头部的经络，活血化瘀，降压通脉，软化动脉血管，松弛紧张心理，调节大脑功能。

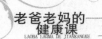

经验证明，梳头疗法对疲倦、月经期、精神紧张、感冒、肺炎、伤寒、眼耳鼻咽病、痉挛等引起的头痛均有一定疗效，可使三叉神经痛、偏头痛、癔病、神经衰弱、癫痫、高血压、脑膜炎后遗症、心脏病等引起的头痛得到有效缓解。

健康有方法

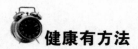

头是五官和中枢神经所在，经常梳头有诸多好处，如：疏通血脉，改善头部血液循环，缓解头痛，预防感冒，有助于降低血压，等等。虽然梳头有利于身体健康，但是也要讲究方法和技巧，正确的梳头方法才能取得事半功倍的效果。

一、先梳理打结的头发

有些老人梳头时，毫无章法，认为只要梳理顺了就可以，其实这种方法是不正确的。梳头时要先用宽齿梳将头发梳开，再用附有软身气垫的按摩梳梳理头发，这样能防止头发因打结而拉断发丝。

二、梳头的顺序

梳头时应从发根梳至发尾，正确的梳头方法是先从前额的发际向后梳，再朝相反方向，沿发际从后向前梳。然后，从左、右耳的上部分别向各自相反的方向梳理，最后让头发向头的四周披散开来梳理。梳头时，注意将身体向前屈或向后仰，这样有利于促进血液循环。

三、梳头的力度

梳头时力量不能太轻，也不能过重，以中等速度使头皮产生微热为好。此外，如你的头发是干性的，梳理的时候可以用力些；头发是油性的，梳理的时候用力越少越好，否则会刺激皮脂增加分泌。

四、梳头的节奏

梳头时提倡从轻到重、从慢到快，这样梳理可以起到刺激头部穴位的作用。

五、梳头的次数

梳头的次数并不是越多越好，梳头次数过多会刺激头皮，如果用了品质差的梳子，更会严重损害到头皮。所以，每次梳头最好不要超过50 次。

六、不要养成梳理湿头发的习惯

很多人认为头发湿了才好梳，其实水分会使头发的蛋白质结构松散，发质会比平时更加脆弱，如果用力梳理就会对发丝和毛囊造成极大的伤害。

七、用手指代替梳子梳理

随着年龄增长头发变得稀疏甚至快掉光的老年朋友们，也可直接用手指代替梳子来“梳头”。“指梳”时，应从前发际缓慢梳向后发际，边梳理边揉擦头皮。一般一日梳理 3 遍，早起后、午休前、临睡前各一次，每次 10 分钟，用力适中，以使头皮有热、胀、麻的感觉为好。

除此之外，还要提醒老年朋友，在春季更应该常梳头。《养生论》说：“春三月，每朝梳头一二百下。”为什么要特别强调春天梳头呢?

这是因为春天是阳气萌生、升发的季节，人体的阳气也应顺应自然，有向上向外升发的特点，表现为毛孔逐渐舒展，循环系统功能加强，代谢旺盛。所以，春天梳头符合了春季养生强身的特点，能通达阳气，宣行郁滞，疏利气血。

健康提醒：梳子选择有学问

虽说梳头有利于保健，但是选择正确的梳子也是不可忽视的。其实，梳子的挑选也是很有讲究的。选择梳子要以牛角梳、木梳等不会产生静电的为好，而塑料、尼龙的梳子容易产生静电，对头发、头皮都会有损伤，不宜使用。洗发之前或大风天气里，梳头发时，应使用粗纹的动物毛制成的刷子最好，这样不仅不会伤害头发，还能对头皮起到按摩的作用。

除此之外，梳齿疏密适中也是应该注意的，齿端不能太尖锐，并且要经常保持梳子清洁。因为有许多头皮病都是由梳子不干净造成的，污垢留在梳子上的时间一长，很容易发生一系列的化学变化，所以梳子要经常洗。可以先在肥皂水里浸上 10 分钟，然后用旧牙刷擦洗，洗过再用清水冲，然后插在筒子里或杯子里。

另外，在平时梳头时，也可以把梳齿插进尼龙丝袜里往梳背梳上十多下，你会发现污垢点在尼龙丝上，那时换一片干净的再梳，这样既可梳掉污垢，也可以使梳子保持清洁。也有些人喜欢在梳齿间夹着棉花，但这并不比尼龙丝袜好用，因为脏了的棉花纤维很容易留在头发上。

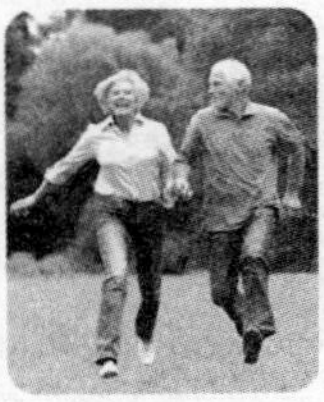

阳光明媚，常晒晒太阳

早在宋国的时候，就有关于晒太阳能养生的说法，即“负日之暄”

的故事，用今天的话来说就是“日光浴”。我国唐代大诗人白居易十分推重“负日之暄”养生法。曹慈山《老老恒言》也说“背日光而坐，列子谓‘负日之暄’也，脊梁得有微暖，能使遍体和畅……”

健康知多少

“负日之暄”的故事告诉我们，晒太阳可以取暖，让身体感到舒适。其实，晒太阳不光能够取暖，还对人体健康有着诸多好处。

一、杀菌作用

阳光中的紫外线有很强的杀菌能力，一般细菌和某些病毒在阳光下晒上半小时或数小时，就能被杀死。如大家熟悉的结核杆菌，它在阴暗潮湿的环境中能生存几个月，但在阳光照射下只能存活几个小时。

二、补充维生素 D

维生素 D 不仅能促进骨质强健，而且还能起到预防糖尿病、癌症、感冒和肺结核等疾病的作用。造成老人维生素 D 不足的主要原因是每日进食的食物内含维生素 D 过少，以及日照不足。

维生素 D 可由太阳的自然照射中产生，也可从牛奶和谷类食物中摄取，但单从食物中很难提取足够的维生素 D，所以老年人应该多晒太阳，以吸取足够的维生素 D。

三、预防抑郁症

老人在冬季，很容易出现精神抑郁的症状，表现为精神不振、全身疲乏、大脑反应迟钝及昏昏欲睡等症状。这除了与冬季活动量相对较少有关外，很重要的原因是与冬天昼短夜长、光照不足密切相关。

这是因为阳光是一种电磁波，它就好比是天然的“兴奋剂”。当阳光照射到人体后，人体会产生一系列的生理变化，如使毛细血管扩张，血液循环加快。紫外线的作用还可使黑色素氧化，皮肤中维生素 D 和组胺增高，使血液中血红蛋白、钙、磷、镁等含量上升。

健康有方法

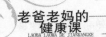

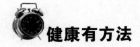

虽然晒太阳有诸多的好处，但是晒太阳也要讲究方法，不当的晒太阳方法往往会适得其反。所以，老年朋友在晒太阳的时候也要特别小心。

一、晒太阳的黄金时间段

晒太阳也不是什么时间都可以的，如果正值中午，紫外线强烈，就不宜晒太阳，因为过度的紫外线照射会使人反应迟钝，可诱发皮肤、肺方面的疾病。

所以，晒太阳应该掌握两个黄金时间段。第一段是上午 6：00—10：00。此时阳光中的红外线成分较多，紫外线偏弱，阳光温暖柔和，有助于活血化瘀。第二段是下午 4：00—5：00。此时紫外线中的 X 光束成分较多，晒太阳可促进肠道对钙、磷的吸收，有利于增强体质，促进骨骼正常的钙化。

二、晒太阳的时间不宜过长

有研究表明，皮肤癌发病与日光照射、接触化学制品等因素相关，其中日光照射与皮肤癌关系最为密切。

通过调查发现，恶性黑色素瘤（皮肤癌的一种）极少发生在儿童身上，在其他各种年龄段人群均可发生，75 岁以上老人发病率最高。所以，建议老年朋友，每天坚持晒太阳 30 ~ 60 分钟就可以了。

了解了晒太阳的方法，老年朋友在晒太阳的时候，还应该避开两个误区。这两个误区常常被人们忽视，老年朋友一定要注意。

误区一：涂了防晒霜就不怕晒了。

有些老年朋友认为，涂了防晒霜，就能有效阻止紫外线，阳光就无法伤害到人体了。其实，这种想法是错误的。

一般防晒霜依据性质可分为物理性与化学性两种。物理性防晒品的有效成分是滑石粉、高岭土、钛白粉、氯化铁、氧化锌粉等光线阻断剂，可有效阻隔阳光，不易引起光敏感的反应。但这种防晒霜不透气，不易涂抹均匀，很容易被汗水洗掉。由于不透气，还容易封锁毛孔，导致痱子或毛囊炎的发生。

化学性防晒霜的有效成分是光线过滤剂，可吸收紫外线，能与角质层结合，不易被清洗掉，有持久防晒的作用，也比较透气，但有时会导致皮肤过敏。所以，虽然搽了防晒产品，但仍尽量不要在强光照射下待的时间太长。

误区二：隔着玻璃晒太阳是一样的。

冬天，天气寒冷，又多风，躲在阳台上，隔着玻璃晒太阳真是一件舒服的事情，这也是很多老人在冬天比较喜欢选择的晒太阳方式。但是应知道，这种晒太阳的方法根本起不到多大作用。

这是因为玻璃能阻碍紫外线的通过，不仅不利于杀死细菌，而且无法促进钙的吸收。因此，晒太阳要尽量使皮肤直接与阳光接触，不要隔着玻璃“晒太阳”。

健康提醒：吃菜与晒太阳密切相关

吃菜也与晒太阳有关吗？也许，看了这个问题，你会感到不可思议，但要确切地告诉你的是，吃菜与晒太阳是有密切关联的。

蔬菜中有一些敏感性的蔬菜，经常食用这些蔬菜，容易诱发日光性皮炎，菜市场上常见的油菜、菠菜、芹菜、莴苣、小白菜、苋菜等都是光敏性蔬菜。此外，人们还应该注意一些不常见的蔬菜，如灰菜、芥菜、马兰头、马齿苋、紫云英、羊蹄根、红花草等也是含有光敏性物质的蔬菜。要特别提醒大家的是，某些中草药里也含有光敏性物质，所以，服用中药后，最好不要过多地接受阳光照射。

每年的5～8月是植物性日光性皮炎的高发期，这个时间段，过量食用敏感性的蔬菜之后，再晒太阳，皮肤便会出现丘疹、红斑、水肿等症状，还可能出现瘀点、水疱甚至是大疱，严重者还会出现皮肤溃疡和糜烂，疱液可能是清色，也可能带血。面部、颈部、四肢外侧等为病发的集中部位。对于反应较轻的患者，只要避开日光，一周左右就可以康复了。但是如果症状比较严重，就应立即去医院请医生处理了。

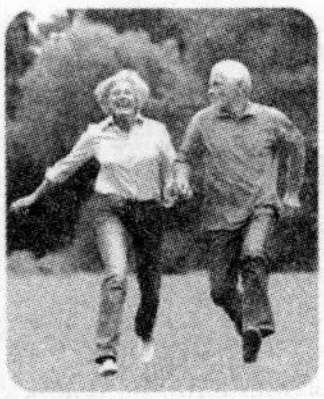

饭吃七分饱

饭吃七分饱可延年益寿，在民间有“少吃香，多吃伤”和“饥不暴食，渴不狂饮”的谚语。《黄帝内经》也强调：“饮食有节……故能形与神俱，而尽终其天年，度百岁乃去。”这些都是长寿者的经验之谈。

健康知多少

“药王”孙思邈曾说“食不可饱”，他在古代生活、医疗条件下竟活了101岁的高龄。这都说明培养“饭吃七分饱”的饮食观是非常正确的。

一、防止肠胃负担过重

人体进食过多的蛋白质和脂肪，会导致消化系统的负担过重，如胃常处于一种饱胀的状态，胃的容量就会过大，消化吸收功能就会下降，久而久之，就会造成消化不良。而未被消化的食物长时间滞留在肠道内，也会产生许多毒素和致癌物，这些都会给人体健康带来一定的伤害。

二、防止早衰

呼吸时吸收的氧有2%被氧化酶催化成活性氧，它对人体健康极其有害，能导致细胞损伤、动脉血管硬化，引发疾病、衰老，乃至死亡。而人体摄入的食物越多，产生的活性氧就越多，则人体老化的程度就越快。

三、防止肥胖

当人体摄入大量脂肪、蛋白质而不能有效地被人体利用时，就会大量贮存起来，导致营养过剩，引起肥胖、高脂血症、糖尿病、动脉硬化、冠心病、肠道肿瘤等疾病。

四、避免酸性体质

随着生活水平的提高，人们普遍爱吃肉食、精制谷类等酸性食物，如果饮食过量，就会造成人体内环境的酸性化，形成酸性体质，从而为疾病的发生提供机会。

五、防止脑动脉硬化发生

饱食后，大脑中有一种“纤维芽细胞”生长，它是促进脑动脉硬化的原因之一，如果长期饱食，它就会在大脑中聚积，使脑动脉发生硬化，引发老年痴呆等疾病。

健康有方法

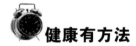

老年人肠胃功能比较差，更不能海吃海喝，应该养成正确的饮食规律，饭吃七分饱，少吃零食，切不可暴饮暴食，真正做到饮食有节。但是人们往往会在美食面前“情不自禁”，不由自主地多吃。那么，有什么办法能够帮助我们管住自己的嘴巴呢？以下饮食策略可以让你获得想要的结果。

一、吃“易饱”的食物

1. 多吃含纤维和水分较多的食物

新鲜蔬果、全谷食物和汤，这些食物都很容易使肚子有饱腹感，因为它们会占用更多的胃部空间；而应避免食用大量低纤维的干食，如饼干，因为这些食物容易“越吃越饿”。

2. 食用坚果类食物

虽然坚果属于高脂肪的食物，但它可以使你摄入更少的热量。坚果中的脂肪、纤维、蛋白质有助于降低食欲，食用后，可以使你较长时间感觉不到饿。

3. 吃点儿糖

很多人认为，吃糖容易发胖，但实际上糖也是一种天然的食欲抑制剂，餐前吃些葡萄糖，就会使你在进餐时少吃些。

二、选择好盛放食物的容器

1. 换个小盘子

老年人一般都很节俭，看到有时食物剩下，总担心食物会坏掉，所以他们会尽量多吃。为了改变这个不好的习惯，不妨将盛放食物的容器换成小盘子，这样就可以有效避免多吃了。

2. 用细长高挑的容器盛装食物

在容积相同的条件下，用细长高挑的容器盛装食物要比用低矮粗壮的容器好，前者能够帮助人们控制食量。

3. 选择透明的容器

用透明容器盛放食物，有利于防止多吃。

三、存放食物的技巧

1. 保持与食物的距离

将食物放在厨房、冰箱、食品柜等距离日常起居和工作场所较远的地方，使自己不容易拿到食物，这样有利于控制食欲。

2. 不要一次购买大量食物

有些老人逛街买东西，为了图省事，总习惯一次买很多，这样就容易造成“堆放”效应。可是人们看到食品较多时，就很想尽快将其吃掉。

四、避免心理作用

1. 制造单调的食物颜色

老人在烹饪食物时，可以有意制造单调、有序的视觉效果，避免“杂货店”效应。实验证明，人们在吃东西时，单调的食物颜色能限制食欲。将食品分门别类地有序摆放，比混合堆放好。

2. 不要被精巧构思的菜名诱惑

外出就餐时，人们常常会被那些好听的菜名所吸引，从而提高内心的期望值。过高的期望会产生先入为主的效应，使人们在饮食时无所顾忌。

3. 慢点儿吃

胃向大脑传达饱胀感的信息大约需要 20～30 分钟，所以，吃得慢些意味着大脑意识到饱时，你所摄入的食物将比平时要少。

4. 吃头几口很重要

研究发现，最大的食物享受来自最初吃下的几口，之后，味觉开始对食物中的“美味”化学物质失去灵敏性。所以，把握住头几口有助于阻止过量饮食。

健康提醒：老年人吃饭一定要专心

很多老年人习惯在吃饭的时候，做些“兼职”，比如边看电视边吃，边和家人聊天边吃。殊不知，这样吃饭对老年人来说很危险。

因为人们在吃饭时，位于喉部的会厌软骨能够准确地盖紧气管口，这样就可以保证食物不进入气管，从而使食物顺利滑入食道了。但是人上了年纪，各种器官的功能就会有所衰退，咽喉部的活动也会变得不协调、不灵活。

如果老年人在吃饭的时候精神再不集中，就会使会厌软骨失灵，使食物滑入气管，出现呛咳，甚至发生老年性吸入性肺炎。虽然吸入性肺炎本身并不是多么严重的疾病，但对身体状况不太好的老年人来说，情况就会大不同了。

在正常时身体是稳定的，但老年人出现肺炎后，身体就会无法承受，恢复起来也较难，治疗起来也有难度，会间接导致老年人发生不可逆的症状，如肾衰、心衰等，所以老年人吃饭时一定要精神集中。

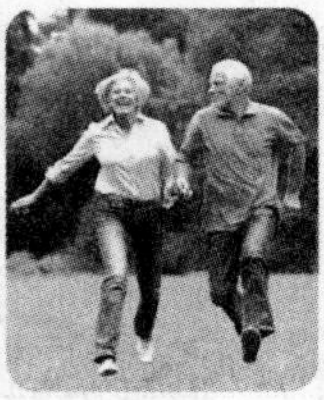

饭后百步走，活到九十九

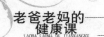

俗话说，“饭后百步走，活到九十九”。随着医学知识的普及，人们开始用更加严谨的态度来审视古人留下的健康训诫。于是，产生了“要活九十九，饭后不要走”的说法。“走”还是“不走”，让许多老人犯了难。其实，饭后百步走关键是如何走。

健康知多少

很多老人都有饭后溜达溜达的习惯，这些老人都很遵从“饭后百步走，活到九十九”的古训，认为老祖宗传下来的东西一定有着它的道理。那么，“饭后百步走”有哪些好处呢？

一、减低胆固醇，减肥瘦身

饭后散步，可以直接消耗热量，促进新陈代谢，改善神经分泌系统的调节作用，促进脂肪的代谢，并同时降低血浆内胰岛素的含量，加速脂肪的分解，减少脂肪组织的堆积，从而达到减肥瘦身的目的。另外，饭后散步，可加强肾上腺素与去肾上腺素等脂解激素的活性，加强对酸甘油脂等血脂的水解，从而减少血浆内三酸甘油酯的浓度，降低胆固醇的含量。

二、促进消化，加强肠胃功能

饭后散步有助于促进食物的消化、吸收，加强肠胃功能，减少胃肠疾病，加速血液循环，并增加肌肉的弹性与耐力；还能加强胆汁的分泌与疏泄，减少胆汁的瘀滞，从而增强肝脏功能，促进体内废物的排除，增强肾脏功能。除此之外，还能增强氧气供应用以活化细胞组织，加强造血器官功能，实现预防衰老的目的。

健康有方法

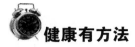

关于饭后百步走，很多人还持有相反的观点，认为饭后不能百步走，这是因为饭后胃正处于充盈的状态，此时必须保证胃肠道有充足的血液供应，以保证食物的消化、吸收。如果此时“百步走”，就会破坏胃的正常消化，易引起消化不良。

其实，饭后百步走，对健康是有利而无害的，关键的问题是如何“百步走”，只有科学的“饭后百步走”，才能促进身体健康。老人饭后百步走之前，应该弄清楚以下问题：

一、饭后什么时候走

有些老人认为饭后百步走，当然是放下筷子就走了。这种习惯是不可取的，因为吃进去的食物需要在胃里停留一段时间，与帮助消化吸收的胃液混合，然后再从胃里排出，进入十二指肠。

如果吃过饭后马上走，就会给胃凭空增加很多紧张因素，破坏胃的正常工作程序。所以，饭后应该休息 10 ~ 15 分钟后再开始走，才具有保健的功效。

二、饭后该如何走

很多老人认为，散步就是随便走走，没有什么要求，其实不然。饭后胃内容物增加，负担较重。所以，饭后走路不能过急，不能爬坡，不能慢跑，否则会加重胃肠负担，甚至会导致胃下垂。所以，饭后的正确走法应是“闲庭信步”，悠闲自得，而非匆匆忙忙。

三、饭后走多少为好

“饭后百步走”并非真的要走 100 步，这里只是一个概数，医学家建议应以时间作为适量散步的尺度。一般饭后散步的时间以 10 ~ 30 分钟为宜，具体要根据个人的情况而定，应避免过度疲劳。

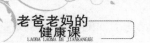

体弱、年迈的人可以少走一些，避免感觉劳累，增加心脏的负担；平时缺乏运动、体重超标、消化不良、食欲不振的人只有多走一些才能打破体内代谢过程中那些积重难返的恶性循环。

四、饭后百步走的环境如何

饭后百步走应该选择安静、舒适的环境，如林荫小道、小区花园，而不应该选择在吵闹、尘土飞扬的马路上，否则，就起不到健身的目的，反而适得其反。

除此之外，气候、季节也决定着散步的环境。比如说，寒冬腊月显然不适合饭后到户外“百步走”。这时不妨在居住环境里走动走动，这样效果会更好一些。

五、“饭后百步走”适合哪些人

“饭后百步走”并不适合所有的人，它只适合于平时活动较少的人，或形体较胖、或胃酸过多的人。

六、“饭后百步走”不适合哪些人

饭后百步走有利于健康，但也不是对所有人而言的，有些人饭后就“不能走”，如体质较差，尤其是患有胃下垂的人。这些人饭后连一般的走动都应避免，以免增加胃的负担。

患有高血压、动脉硬化等心血管疾病的老年人，饭后胃肠活动增加，胃肠部的血流增加，脑部的血流减少，也不宜“百步走”。

健康提醒：饭后摸摸肚亦健康

有些老人不适合饭后百步走，不妨饭后摸摸肚，同样可以起到保健的功效。以下为抚摸肚子的方法和注意事项，老年朋友也可以试着做一下。

抚摸肚子的方法

1. 双掌重叠于脐部，右手在上，左手在下，左撇子则方向相反。先按顺时针方向转圈揉，然后逆时针揉。这种揉法下力较重，老人也可以用单手揉，先由一只手在肚脐四周正圈揉，然后，再换另一只手反圈揉。

2. 揉动的时候手掌应粘着肚皮一块转，可以只转动手掌，也可以用肩带动手臂手掌一块动。前者揉动的范围小，手臂易疲劳；后者揉动的范围大，便于放松。

3. 转速要缓慢而均匀，以每 2 ~ 3 秒转一圈为宜，力度要适中，以不产生痛感为好。

注意事项

1. 揉腹时精神一定要集中，双手在小腹表面揉转，意识要在腹内命门附近转动，就如同手直接揉到了腰里面似的。

2. 老人最好躺在床上揉，因为坐着揉一是力度不够，二是时间长了容易产生疲劳。建议老年朋友不妨夫妻相互抚摸，不仅有利于身体健康，而且还能增进夫妻感情。

3. 每次揉腹不要少于 50 下，如果是躺着揉腹，每次不要少于 15 分钟。

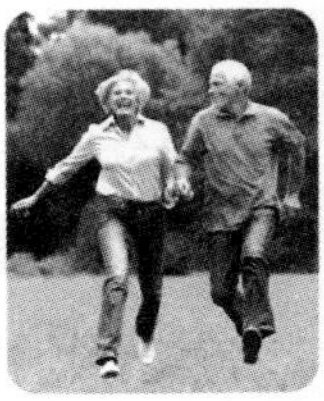

午后眯一觉儿，健康长寿

在古代的养生之道中，“三寒两倒七分饱”的理念最为世人称道。所谓“两倒”就是指要睡好“子午觉”，清代李渔曾说过：“养生之诀当以睡眠为先”，这说明良好的睡眠与养生息息相关。所以，老年人应该养成睡午觉的习惯。

健康知多少

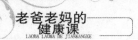

《黄帝内经》中说："阳气尽则卧，阴气尽则寐"。按照中医的养生理论，睡眠与醒寤是阴阳交替的结果。阴气盛则入眠，阳气旺则醒来，子时是晚11时至凌晨1时，此时阴气最盛，阳气衰弱；午时是中午11时至下午1时，此时阳气最盛，阴气衰弱。由此可见，睡好午觉也是非常重要的。

午睡虽然时间较短暂，但也能起到四两拨千斤的作用，尤其对老年人来说，它的效力是不容忽视的。归结起来，午睡至少有如下好处：

一、养脑健脑

老人在经过一个上午的活动之后，在午后的几个小时内易进入半睡眠状态，感到疲乏，反应迟钝，精力减退，如果经过午睡，可使脑力和体力得到恢复，使大脑更灵活、反应更快，精力更旺盛。除此之外，午睡还具有增强机体免疫功能的作用。

二、补充睡眠

老人睡眠质量相对来说不如年轻人，夜间容易醒，而且睡得也不够"踏实"，午睡正好可以弥补夜间睡眠不足。另外，在夏天，日长夜短、气温高热，老人往往会睡不好、吃不香、没精神、易烦躁。若坚持午睡，则有助于清醒头脑，恢复精神，从而有利于身体健康。

三、缓解紧张，延缓衰老

研究表明，午休是缓解紧张的有效方法，能有效地帮助人们保持心理平稳，延缓人体分泌导致细胞衰老的氧化物质，从而使身心得到放松，有利于身体健康。

四、预防心脏病

每天午睡半小时可减少30%患心脏病的可能性。因为坚持午睡能减少心脏的耗氧和动脉压力，从而减少冠状动脉粥样硬化的发生，预防心肌梗死的发生。

五、有助于消化

午饭后进行短暂的休息，可使胃肠道的血流大大增加，消化液分泌增多，胃肠活动加强，从而有助于消化。

健康有方法

适当午睡虽然有益于健康，但也应该注意一些问题，只有合理的、科学的午睡方法才能起到很好的效果，否则，就会适得其反。午睡应该注意以下问题：

一、掌握午睡的时间

午睡并不是大家认为的那样，只要睡了就有用。研究发现，人们最易入睡的时间是在早上起床后 8 小时或是晚上睡觉前 8 小时，即在中午 1 点钟左右。因为此时人的警觉处于自然下降期，此时午睡效果最好。

二、饭后不宜马上午睡

吃过饭后，很容易犯困，于是，很多人习惯午饭后马上睡觉。此时睡觉是不利于人体健康的，此时胃里充满了食物，大量的血液流向胃，会使血压下降，大脑供氧及营养明显下降，马上入睡会导致大脑供血不足。所以应在餐后 20 分钟再午睡，这样有利于食物的消化。

三、午睡时间不宜太长

健康的午睡应以 15 ~ 30 分钟为宜，最长不要超过 1 个小时。午睡时间太短达不到休息的效果，时间太长，醒来后又会感到浑身乏力，而且有一种睡不醒的感觉。所以午睡时间不宜太长。

四、午睡要注意卫生

睡前不能吃太油腻的食物，也不宜吃得过饱，因为油腻的食物会增加血液黏稠度，加重冠状动脉病变，过饱会加重胃的负担。

五、注意保温

老人体质较差，再加上入睡后肌肉松弛、毛细血管扩张、汗孔张大，很容易引发感冒或中风等疾病。因此，老人午睡时切莫贪凉。睡觉时，腹部要盖点东西，以免受凉。

六、注意睡眠姿势

因为是午睡，睡眠的时间比较短，所以有些老人为图省事，就趴在桌子上休息一会儿，这样做是非常不利于健康的。因为趴着睡觉会影响血液循环和神经传导，使双臂、双手发麻、刺痛，还会压迫眼球，造成眼压过高，久而久之就会对身体造成多方面的伤害。

七、午睡后不宜马上起来

老人午睡醒来后，不要急着起床，因为此时各项生理机能还处于半睡眠状态。因此，老人睡醒后，应该先躺在床上，活动一下四肢，然后慢慢起床，喝杯水。

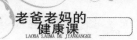

健康提醒：午睡并非人人适合

对于大多数人来说，午睡有利于健康，能够补充精力，恢复体力；但是午睡并非人人适合，对于部分老年人来说，午睡也许会成为健康的杀手。

一、失眠的老年人

有些老人有失眠的症状，晚上入睡难，睡着之后又很容易醒来，睡眠的质量非常差。如果这类人养成睡午觉的习惯，就会严重影响他们晚上的睡眠，使入睡更加困难。

二、习惯睡回笼觉的老年人

有的老年人晨练回家后，喜欢再睡一个回笼觉。这是一个非常不好的习惯，因为这样做不仅会影响晨练的效果，还不利于心肺功能的恢复。并且晨练时肌肉产生的乳酸不易清除，反而会使人感到更加疲劳。

三、睡眠过多的老年人

有的老年人，睡眠时间超过 10 个小时，这样的老人就不应该再睡午觉了。研究发现，睡眠时间过长的老人比睡眠少的同龄老人，心脏病发病率会高出 1 倍，脑卒中发病率高出 4 倍。另外，入睡状态心率较慢，血液流动速度较慢，易发生血栓。

四、血压过低的老年人

血压过低的老年人不适宜午睡，尤其是在夏天，闷热的天气对血压低的人来说，本来就不利，再加上午睡时血压会相对降低，呼吸就更困难了。

五、体重超重的人

年龄在 60 岁以上，且体重超过标准体重 20% 以上的人，不宜睡午觉，因为午睡会增加血液的黏稠度，易引起血管堵塞。

六、血液循环系统有严重障碍的人

人在睡眠时，心率会减慢，脑血流量会减少。因为午饭后大脑的血液会流向胃部，血压降低，大脑供氧量减少，血液循环系统有障碍的人如果在此时睡觉，极易因大脑局部供血不足而发生中风。

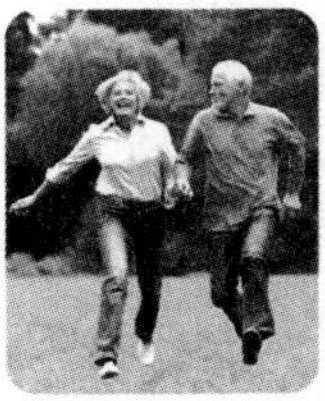

善弈者长寿

弈棋，古称“手谈”。下棋不仅丰富业余生活，调节精神，而且还能锻炼思维，提高智力，延缓衰老。我国自古就有“善弈棋者长寿”之说，下棋可以说是老年人晚年生活的一大趣事。

健康知多少

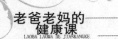

下棋不但是一种智力竞赛，而且对老人养生保健非常有益，古人云：“善弈者长寿”之说是非常有道理的。

一、充实生活，寄托精神

老年人退休之后，休闲的时间增加，常令老年人感到无所事事。而下棋就可以充实老年人的生活，约上几个好友，相互而坐，一壶茶，一盘棋，在谈笑搏杀之间品味其中的乐趣，不仅能够消除孤独感，使精神有所寄托，而且还能通过相互切磋，增进友谊。

二、修身养性，内愉心志

老年人常有一些慢性疾病，不能像年轻人那样，进行激烈的运动，而下棋时需要平心静气，意守棋局，心神贯注，精诚专一，杂念尽消，谋定而动，在谈笑之间决出输赢。这样能起到气功练习中的调息、吐纳等作用，还能使性情从中得到陶冶，对老年人健康很有裨益。

三、锻炼思维，保持智力

下棋是一种“斗智”的运动，虽然寥寥数子，但韵味无穷，下棋者只有反复钻研才能参透其中的奥妙。所以说，这是锻炼智力的一种很好的娱乐活动。下棋能够提高记忆力，使大脑皮质的活动功能增强，提高判断能力，正所谓“两军相逢，智者胜”。

老年人由于生理原因，脏腑功能逐渐衰退，思维记忆能力也大不如从前，而经常下棋，对增加记忆力，有效地延缓衰老，防止大脑功能的退化有一定的帮助。

健康有方法

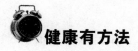

下棋是许多老年朋友比较喜欢的娱乐活动。在小区的公园里，经常看到老年朋友三五成群的下棋取乐，给晚年生活增添了无穷的乐趣。但

也有的老人太在乎输赢，常常为一盘棋争得面红耳赤，这样就违背了下棋养生的原则了。所以，对老年人来说，一定要把握好下棋的“火候”，以乐为先。

一、时间不宜过长

下棋是一种生活的调味剂，而不能把它当成生活的主餐，所以，老年人下棋应该有所节制，下两三盘之后，做些其他的活动，如听听音乐、聊聊天、给花浇浇水、带着宠物狗出去溜达溜达，千万不能一下就是半天，这样容易感到疲劳，有损身体健康。

二、看淡输赢

在生活中，有些老人常常为一盘棋吵得不可开交，甚至破坏了双方的友谊，这是非常不值得的。老年人应该把下棋看成是一种娱乐，而不应过分在乎输赢，应该以“人胜而我为之喜，人败而我不必为之忧”的心态来下棋，这样才能体会到下棋的乐趣，这样下棋才有利于养生。

三、不要参加中型以上的比赛

下棋不光凭借智力，还需要一定的体力做支撑，老年人的身体状况不比年轻人，老年人下棋是以充实生活、自得其乐为目的。因此，老年人尽量不要参加同中青年人同场竞技的比赛，可以适当参加一些专为老年人举办的小型比赛。即使是这样的比赛，老年人也要摆正心态，莫强求输赢，这样才能有利于身心健康。

四、不和别人下棋赌博

有些老人喜欢争强好胜，喜欢与别人下棋赌博，而赌博是有害身心健康的。一旦将下棋作为赌博的手段，必然会在下棋的心态上发生变化，过分看重输赢，赢了，皆大欢喜；输了，满面愁容。这些不良的心态必然会损害老年人的健康。

五、注意冷暖，切勿挑灯夜战

有些老年人下棋，过于专心，而忘记了冷暖，影响了身体健康，这一点老年人要格外注意。特别是寒冬和酷暑，这两个时间段容易诱发许多老年性疾病，尤其是脑卒中、心血管疾病、骨关节病。

另外，老年人尽量不要挑灯夜战。夜晚，人体肾上腺皮质激素分泌减少，此时体能较低，加上一些老年人本来就有失眠的情况，挑灯夜战无疑是雪上加霜。

健康提醒：老年人下棋莫久坐

老年人聚在一起适度地下下棋对益智怡情的确大有好处，但是如果对下棋过于“痴迷”，一下就是大半天，感到疲劳也不舍得离开“战场”，这就会给老年人健康带来一定的危害。

一、造成下肢静脉曲张

老年人经常一坐就是半天，不运动，血液循环就会减慢，导致肌肉供氧不足，造成腰酸背痛，更为严重的还会引起小腿和脚部大量充血，造成下肢静脉曲张。

二、加重膝关节的退行性病变

俗话说“人老腿先老”，膝关节是人体较容易老化的部位。进入老年后，腿脚活动就不如从前灵活了，主要的原因就是膝关节内黏液减少，骨骼之间易产生磨损而导致退行性病变。若是长时间坐在气温较低的环境中下棋，更容易诱发或加重膝关节的退行性病变。

三、影响消化功能

老年人久坐不动，会使胃肠蠕动减慢，消化功能下降，食欲减退，时间久了，就容易诱发消化不良、便秘、痔疮等疾病。

四、引发颈椎病或脑供血不足

久坐，就会使肩膀和颈部长时间处于相对固定的位置，活动量减少，如果老人患有颈椎病或脑动脉供血不足，长期久坐，就会使病情更加严重。

五、易导致心血管疾病

久坐不动就会对心脏工作量的需求减少，血液循环减慢，使血液在血管中淤积，从而容易引发高血压、脑血管栓塞、心肌梗死等心血管疾病。

因此，老年朋友在下棋时一定不要坐得太久，应每隔四五十分钟起来活动一下腿脚。特别是膝关节，应该有意识地用手按摩一下膝关节，以促进血液循环。另外，秋凉后还应注意腿部的保暖，不要坐在冰凉的石凳上下棋。

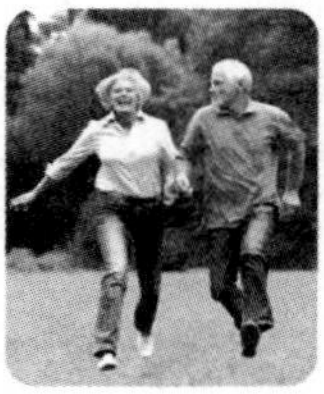

多听音乐，多健康

人民音乐家冼星海曾说："音乐是人生最大快乐，音乐是生活中的一股清泉，音乐是陶冶性情的熔炉。"音乐对于老年人来说，带来的不仅仅是快乐，更对身心健康有着不可估量的作用。

健康知多少

《乐记》中说："乐者，天地之和也。和，故百物皆化。"说明音乐可以使天地和谐，因为天地和谐，所以万物和谐共生。音乐对于老年人来说，有利于身心健康，延年益寿。具体好处如下：

一、缓解老年人心理疾病

老年人生活比较单调、清闲，常听听音乐，可以敲开封闭的心灵，排遣忧郁苦闷的心情。现在有些医院还用音乐疗法作为消除身心障碍的辅助手段。

二、预防老年痴呆

研究发现，经常聆听或演唱自己喜欢的歌曲有助于预防因性激素减少而引起的老年痴呆症。性激素是当前治疗老年痴呆症的药物之一，而音乐有将其水平调节到适当量的作用。所以音乐对预防老年痴呆症会有一定的作用。

三、防止大脑老化

音乐可以刺激脑部，活化脑细胞，有助于提升创造力以及刺激右脑。适当的音乐刺激对脑部的活动有很大的帮助，对改善注意力、记忆力、活跃思想有很好的帮助，甚至可以达到防止老化的作用。

四、预防慢性疾病

老年人多听一些熟悉的音乐，可以唤起他们对过去的美好回忆，有助于调节情绪，唤醒记忆，使身体得到放松，纾解压力，避免因自律神经紧张失调而导致慢性疾病的产生。

五、防止衰老

老人在睡觉之前，听一些舒缓的音乐有助于睡眠，提高免疫力，增加神经传导速率，让人的身心都得到适度的放松。另外，经常听音乐还有利于老年人对人生意义的认识，增强自信心。

健康有方法

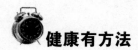

马克思说："一种美好的心情，比十副良药更能解除心理上的疲惫和痛楚。"很多长寿的老人都有听音乐的习惯，有些人还经常引吭高歌。音乐不仅丰富了老年人的生活，而且还有助于养生保健。那么，老年人应该如何听音乐呢?

一、饭后听音乐有助于消化

消化不好是老年人的通病，老年人免不了经常弄点儿健胃消食的食物来调理。其实，还有一种更简单的方法同样能起到助消化的作用，那就是饭后听听音乐。古籍《寿世保元》中有"脾好音乐，闻声即动而磨食"之说，而道家也有"脾脏闻乐则磨"的说法，这些都说明听音乐有助于消化。

二、晚上听音乐可以提高免疫力

晚上 9：00 ~ 11：00 是身体免疫系统调节的时间，音乐释放的 β 波可以刺激脑垂体，促进与干预免疫系统的调节。因此，老年人在晚上睡觉前，常听听音乐有助于强化免疫力，尤其是古典音乐。因为古典音乐属于低音波音乐，可以使心情平和，更有助于免疫系统的调节。所以，建议老年人每晚不妨听上半个小时的音乐。

三、选择适合的音乐

老年人和年轻人在音乐选择上是不一样的，年轻人一般喜欢节奏快的音乐，如摇滚音乐。但老年人则不适合选择这样的音乐，适合老年人的音乐旋律应以轻快为好，听后给人一种积极向上、欣欣向荣的感觉。

四、音乐的音量不宜过大

高音量音乐容易损害听力，所以，老年人在听音乐时音量不能开得过大，以免给耳朵造成伤害；唱歌的时候也没有必要引吭高歌，只要能达到愉悦身心的目的即可。

五、根据心情享受不同的音乐

不同的歌曲有不同的效果，老年人可以根据心情的不同，选择不同的音乐。

1. 有助于克服烦躁、易怒情绪的乐曲：二胡曲《汉宫秋月》、琴曲《阳关三叠》、琴曲《流水》等。

2. 有助于克服精神抑郁的乐曲：二胡独奏《光明行》、京胡独奏《步步高》《春天来了》《啊，莫愁》、笛子独奏《喜相逢》等。

3. 有助于解除疲劳、松弛精神的乐曲：《牧童短笛》《十五的月亮》《假日的海滩》《彩云追月》等。

4. 催眠的乐曲：《军港之夜》《二泉映月》《春思》《水边的阿狄丽娜》《摇篮曲》等。

5. 有助于减轻焦虑不安的乐曲：广东音乐《雨打芭蕉》、琴曲《春江花月夜》等。

6. 有助于缓解寂寞、空虚的乐曲：贝多芬的《命运交响曲》。

健康提醒：中风老人听音乐有助于康复

音乐具有安定情绪和帮助锻炼的作用，老人经常听音乐、唱歌会显得朝气蓬勃，还可以借助音乐养生。另外，老人常听音乐还有助于防病治病。一项研究表明，每天听听自己喜欢的流行歌曲、经典音乐或是爵士乐，能加速中风患者的康复。这项研究是芬兰赫尔辛基大学研究人员在2004年3月至2006年5月间，对60名平均年龄在60岁以下的中风患者进行研究得出的结论。研究人员将这些中风患者分为3组，其中一组每天选择自己喜爱的流行歌曲，至少听两个小时；另一组只听朗读带；第三组什么也不听。

最后，研究人员发现，与那些不听音乐或只听朗读带的人相比，每天听两小时音乐的中风患者，对非文字内容的记忆和注意力都大大提高，也更少患上抑郁症。

所以，建议中风患者在恢复早期，坚持每天聆听音乐，因为音乐可影响到大脑感受快乐的区域，并刺激多巴胺的产生。多巴胺的增多有助于提高警觉性，提高信息加工的速度，以及注意力与记忆力。

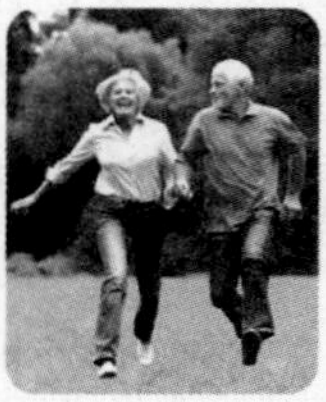

五谷杂粮保健康

很多老人都是从艰苦岁月中走过来的，对粗杂粮抱有一丝偏见，认为粗杂粮是穷人才吃的，现在生活水平提高了，干吗还吃那些没有营养的东西呢？其实不然，在顿顿精米白面、大鱼大肉的今天，粗杂粮更是个宝。

健康知多少

早在两千年前，《黄帝内经》便已提出“五谷为养，五果为助，五畜为益，五菜为充”。随着生活水平的不断提高，人们饮食结构失衡的问题也日渐突出，人们的健康状态也令人担忧，所以适当吃些粗粮，有益健康。那么，粗粮有哪些营养价值呢？

一、粗杂粮含有丰富的维生素 B_1

维生素 B_1 是一种水溶性维生素，它最重要的作用是作为辅酶参加碳水化合物代谢，使这个过程顺利进行。另外，维生素 B_1 还有增进食欲与消化功能，维护神经系统正常功能等作用。当身体缺乏维生素 B_1 时，热能代谢就会不完全，产生丙酮酸等酸性物质，进而损伤大脑、神经、心脏等器官，由此出现一系列症状。

二、粗杂粮含有丰富的膳食纤维

膳食纤维不属于通常的营养成分，虽然它不能被人体消化和吸收，但是它依然具有非常好的健康价值。膳食纤维的主要作用有以下几点：

1. 减肥、通便

膳食纤维能延缓、限制部分糖和脂质的吸收，增加饱腹感，有助于减肥。另外，由于它能吸水膨胀，使肠内容物体积增大，起到润便、治便秘和痔疮的作用。

2. 降糖、降脂

膳食纤维进入胃肠后会像海绵一样，吸水膨胀呈凝胶状，增加食物的黏滞性，延缓食物中葡萄糖的吸收，使糖的摄入减少。另外，膳食纤维还能减少肠道对胆固醇的吸收，促进胆汁排泄，降低血胆固醇水平，预防冠心病和结石症。

3. 解毒防癌

膳食纤维能促进肠道蠕动，从而缩短了许多毒物在肠道中的停留时间，减少肠道对毒物的潴留及吸收。

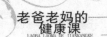

健康有方法

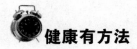

目前，人们越来越认识到“五谷杂粮”的重要性，但由于粗杂粮口感较差，制作也费时费力，加上老人肠胃不好，所以都对此敬而远之。因此，老人吃粗杂粮，应把握以下几点：

一、适当食用

粗粮有利于身体健康，但也不能顿顿吃粗粮。因为粗粮中含有的纤维素和植酸较多，若每天摄入纤维素超过50克，并长期食用，会大大降低免疫力，而且还会阻碍钙、铁的吸收。

营养学家建议，老人每周吃两次粗杂粮即可，每次约50克。如有便秘而肠胃又较好的老人，每天可吃一顿粗纤维食物，如玉米、红薯等，再搭配一份粗纤维蔬菜，如萝卜、芹菜、海带、蘑菇等。

二、细粮、粗粮相搭配

老人吃粗粮的时候可搭配些荤菜，这样不仅可以顾忌口味嗜好，还可以与副食相搭配。因为粗粮内的赖氨酸含量少，与牛奶等副食搭配可以补其不足。

食用粗粮的时候，还应注意豆类与米面的搭配。因为豆类富含促进人体发育、增强免疫力的赖氨酸，而米面的赖氨酸含量较低，两者搭配最有利于身体健康。

三、粗粮细吃

粗粮虽好，但它也有缺点，比如感官性不好、不易吸收等。因此，可以通过改变做法来实现粗粮细吃，比如熬成粥，实现多样化的吃法。

四、循序渐进吃粗粮

吃粗粮应循序渐进，突然增加或减少粗粮的进食量，会引起肠道的反应。特别是那些平时经常以肉食、精粮为主的老人，更应该让肠道一点一点地适应，不能突然进食大量粗粮。

五、粗粮最宜晚上食用

食用粗粮最好安排在晚餐，正常人吃的频率应以两天一次为好；如果是有“三高”症，也可考虑一天吃两次。

六、吃粗粮后及时喝水

粗粮中含有较多的纤维素，吃过粗粮及时喝水，可以帮助食物消化吸收，保证肠道的正常工作。尤其是老年人，吃完粗粮一定要记得多喝水。

另外，还需要提醒老年朋友，应该适当多食用含有丰富抗氧化物的食物和含锌量丰富的食物。因为老年人容易患癌症、心脏病和中风，经常吃这些粗粮可以减少疾病的发病率。

总之，吃粗粮是很有必要的，但一定要讲究方法、技巧，注意粗细粮搭配，同时还要搭配营养丰富的食品。

健康提醒：粗粮并非人人适合

近年来，不少得了“富贵病”的老人对精粮产生了畏惧，过度追求吃粗粮。实际上，虽然粗、杂粮含有丰富的营养及大量人体所需的纤维素，然而，若是不分人群的过分吃粗、杂粮，对健康照样也会产生不利影响。以下人群就应该少吃粗粮：

一、胃肠功能差的人群

粗粮中含有的大量纤维会对肠胃造成很大的负担，而老年人本来肠胃功能就比较差，所以，就更应该谨慎吃粗粮。

二、免疫力低的人群

老人体质相对来说较弱，如果每天摄入的纤维素超过 50 克，并且长期食用，就会使人的蛋白质补充受阻、脂肪利用率降低，造成对心脏、骨骼、血液等脏器功能的损害，从而降低免疫力。

三、缺钙、铁元素的人群

由于粗粮里含有的植酸和食物纤维会结合产生沉淀，阻碍机体对矿物质的吸收，因此缺钙、铁元素的人群应少吃粗粮。

四、消化系统有病的人群

患有胃、肠溃疡，急性肠炎患者的饮食要求细软，所以要尽量避免吃粗粮；患有慢性胰腺炎和慢性胃肠炎的患者也要少吃粗粮，否则，就更容易使病情加重。

五、活动量比较大的老人

粗粮比起细粮，营养价值较低、提供的能量较少，对于活动量较大的人来说，粗粮提供的营养不足，所以活动量比较大的老人应少吃粗粮。

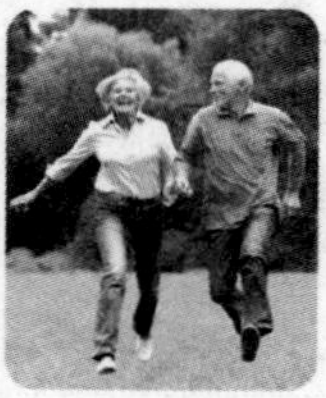

别总可惜剩饭剩菜

“勤俭节约光荣，铺张浪费可耻”的思想在老年人头脑里根深蒂固，所以，相对于一些年轻人大手大脚地浪费粮食，多数老年人会表现出另一种极端，就是剩菜剩饭总是舍不得倒掉，往往是热热再吃。殊不知，这对身体是会造成一定危害的。

健康知多少

老年人最看不惯浪费粮食的行为了，所以，很多老年人都舍不得把剩菜剩饭倒掉，总是热热再吃，有时甚至会吃上两三天。其实，剩菜剩饭并不是热热就能吃这么简单的，它对身体健康是有一定危害的。

一、引发胃肠疾病

剩菜剩饭放久了或储存不当都会产生有毒的物质，因为许多病菌，例如耶尔氏菌、李斯特菌等，即使在低温下也能照样繁殖，从而容易引发胃肠道疾病，轻则头晕、心慌，重则呕吐、腹泻，有的还会因此引发其他疾病。

二、导致食物中毒

很多老人认为，只要把剩菜剩饭高温加热，就能有效防止饭菜腐败，其实不然。在一般情况下，通过高温加热，某些细菌、病毒和寄生虫是可以在几分钟内被杀死的，但是对于食物中细菌释放的化学性毒素来说，加热就不起作用了。加热不仅不能把毒素破坏掉，有时甚至会使毒性更大。

另外，在绿叶蔬菜中都含有不同程度的硝酸盐。硝酸盐是无毒的，但蔬菜在烹饪过程中，硝酸盐会被细菌还原成有毒的亚硝酸盐。尤其是隔夜的剩菜，亚硝酸盐的含量会更高，而亚硝酸盐经过加热后，毒性将更强，严重的还可导致食物中毒，甚至死亡。

健康有方法

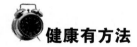

老年人勤俭节约是好事，但是我们也不能因为勤俭节约就伤了身体，那么，应该怎样处理这对矛盾呢？下面就教大家几招处理剩菜剩饭的绝招：

一、剩菜剩饭的处理方法

1. 食物凉透后再放入冰箱

保存剩饭，应将剩饭松散开，放在通风、阴凉和干净的地方，避免污染。如果是放进冰箱，应等食物凉透后再放。因为热的食物突然放进低温环境中，食物易发生质变，并且食物带入的热气会使水蒸气凝结，促使霉菌的生长，从而导致整个冰箱内食物的霉变。

2. 剩菜保存时间不要过长

剩菜最好在5～6小时内吃掉，存放时间应以不隔餐为宜。也就是说，中午剩的菜应在晚上吃完。因为在通常情况下，通过高温加热，几分钟内就可以把细菌病毒和寄生虫杀死。若食物存放时间过长，食物中的细菌就会释放出化学性毒素，加热也不起作用了。

3. 素菜要在最短的时间内吃完

素菜在烹制的过程中，一般用盐较少，素菜在温度较高的情况下放的时间一长，菜里的细菌就会大量繁殖，硝酸盐在细菌的作用下会被还原成亚硝酸盐，亚硝酸盐又容易与胺合成亚硝胺，而亚硝胺是强致癌物质。长期食用剩菜，对健康是非常不利的。

4. 从冰箱里取出来的食物必须加热

因为冰箱里的温度只能抑制细菌繁殖，而不能彻底杀灭细菌。如在食用前没有加热，就很容易造成身体的不适，例如痢疾、腹泻。

二、各类剩菜加热的技巧

1. 淀粉类

富含淀粉类的食品，最好在4小时内吃完。因为这类食物易被葡萄球菌寄生，而葡萄球菌在高温加热之后不会被分解。所以，如在短时间内还没有吃完，就不要再吃了，即使从外观上看没有变质也不能吃。

2. 肉类

肉类食品再次加热时，最好放些醋在里面，因为肉类食品都含有较丰富的矿物质，这些矿物质加热后，会随水分一起溢出。加热的时候放一些醋，就会合成为醋酸钙，不仅提高了食物的营养，同时还有利于身体的吸收。

3. 鱼类

鱼类食品中的细菌很容易繁殖，其中大肠杆菌在20℃左右的时候，每8分钟就能够繁殖两倍，在五六个小时之内一个细菌就会变成一亿个。所以，鱼类食品再次食用时，一定要加热四五分钟。但不宜长时间加热，否则鱼中的全价蛋白、丰富的维生素和鱼脂等有益于人体健康的营养素就会失去价值。

4. 海鲜类

贝类、海鲜类的食品在加热时最好加一些酒、葱、姜等作料，不仅可以提鲜，而且还具有一定的杀菌作用，可以杀灭副溶血性弧菌，防止引起肠胃的不适。特别是姜，具有很好的杀菌和解毒功效。

健康提醒：处理剩菜剩饭的注意事项

现在我们知道了，有些剩菜再进行回锅时，会毒上加毒，在处理剩菜时，还应该注意以下几点：

一、不同种类的蔬菜产生的亚硝酸盐不同

剩菜放得时间久了，会产生亚硝酸盐，但是不同种类的蔬菜在相同的储藏条件下，亚硝酸盐的生成量是不一样的。一般茎叶类蔬菜最高，瓜类蔬菜稍低，根茎类和花菜类居中。

需要特别提醒大家的是，在常温下，存放到第二天产生亚硝酸盐较多的蔬菜有菠菜、青椒、菜花、豆角、甘蓝，其中菠菜的亚硝酸盐含量最高。亚硝酸盐生成较少的有韭菜、西葫芦、茄子、蒜薹、胡萝卜、芹菜、西红柿、莴笋等。

二、冬天蔬菜也应放进冰箱

储藏蔬菜中亚硝酸盐的生成量会随时间的延长和温度升高而增多，但如果将蔬菜放在冰箱中冷藏，保持 2 ~ 6℃，则亚硝酸盐的增加就会较少。

不少人认为冬天天气寒冷，就不需要把剩菜放进冰箱里了。其实这是不对的。将食物放进冰箱里，能使食物中产生的亚硝酸盐含量降低，但时间长了，亚硝酸盐的含量仍然会增加。

三、判断食物是否变质，不能凭感官

剩米饭引起食物中毒时，大多未发馊、变酸，除米饭有时微有发黏、入口不爽或稍带异味，表面看上去并没有异样。因此，即便剩饭在感官上正常，也必须彻底加热后才能食用。

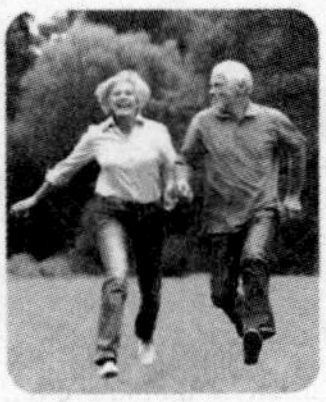

睡前泡脚，胜吃补药

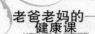

脚是人体的“第二心脏”，中医典籍上说：“人之有脚，犹似树之有根，树枯根先竭，人老脚先衰。”脚是人体足三阴经的起点和足三阳经的终点，与全身很多脏腑密切相关。所以，睡前泡脚对强身健体、防治疾病有着非同寻常的好处。

健康知多少

足是人之根，是人体上一个蕴含神秘的器官。自古以来，人们都很重视脚的保健，有“养树护根，养人护足”“天天洗脚，胜吃补药”“三天吃只羊，不如洗脚再上床”之说。中医保健理论中关于“一年四季沐足：春天洗脚，开阳固脱；夏天洗脚，暑理可祛；秋天洗脚，肺润肠濡；冬天洗脚，丹田湿灼”的记载，这些都形象地说明了足浴的重要性。

一、强身健体

现代科研表明，双脚上存在着与各脏腑器官相对应的反射区和众多穴位，当人们用热水泡脚时，就会刺激穴位和反射区，促进脚部乃至全身的血液循环，调理内分泌系统，增强人体器官的机能，从而达到强身健体的目的。

二、消除疲劳

每天临睡前用热水泡脚，可以加速血液循环，舒筋活血，从而有助于消除一天的疲劳，除掉脚下的异味和尘土，使人精神得到放松，同时也能有效促进睡眠。

三、防治高血压

如果在泡脚水中放入一些中药，能有效地促进血液循环，调节神经及内分泌系统，气血畅通了，血压就平稳了。

四、防治风湿性关节炎

泡脚能促进血液循环，通络活血，祛寒消炎，对风湿性关节炎有一定的理疗效果。

五、美容减肥

中药泡脚能促进肾上腺分泌激素，增强皮肤新陈代谢和分解体内的脂肪，使皮肤白皙，身材苗条。

健康有方法

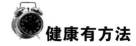

《黄帝内经》曰："阴脉集于足下，而聚于足心，谓经脉之行；三经皆起于足。"足踝以下分布着 66 个穴位，占全身穴位的 1/10，是五脏六腑精气输注、汇聚之处。掌握了正确的泡脚方法，才能使足部的这些穴位受到浸浴和按摩，从而提高机体免疫力，延年益寿。

一、水温要求

泡脚水不能太热，以 40℃左右为宜，水温过高，双脚的血管易过度扩张，使得人体内的血液更多地流向下肢，从而引起心、脑、肾脏等器官的供血不足。另外，水温太高也容易破坏皮肤表面的皮脂膜，使角质层干燥，甚至皲裂。

二、泡脚的时间

泡脚时间不宜过长，通常以 15～30 分钟为宜。因为在泡脚的过程中，人体的血液循环加快，心率也较快，时间太长就容易增加心脏的负担。另外，由于更多的血液会流向下肢，体质虚弱者易因供血不足而感到头晕。

三、泡脚的步骤

1. 烧一大锅热水，可视个人情况加入些中草药，用纱布包好煮沸10分钟。

2. 选择深一些、底部面积较大的木质桶，盆内装些冷水，兑一些热水，将双脚舒服地平放进去，让水一直浸泡到小腿。

3. 双脚浸在水中，间歇加入热水，并可配合足底按摩器按摩，泡到双脚泛红，微微发汗为止。

4. 泡完脚后，擦干脚，穿上袜子保暖，休息片刻，进行简单的足部按摩。

四、根据自身情况配制泡脚药方

如果泡脚的时候加点儿中药，对某些老年慢性病患者来说，能起到事半功倍的强身保健作用。下面就推荐几种配制方法简单的泡脚药方：

1. 活血补肾的老人，可选择红花、川芎、当归、赤芍等。

2. 皮肤干燥、易皴裂的老人，可选择红花、桂枝、银花等中药。

3. 气虚的老人可选用白术、党参、黄芪等补气药。

4. 患有高血压的老人，宜将桑叶枝、丹参、菊花、枸杞子等与冰片少许煎药泡脚。

上述中药每样取用15克，用砂锅煎煮，然后将煎好的药液去渣倒进桶里，再加入热水。每天浸泡20分钟。

需要特别提醒老年朋友的是，中药泡脚不宜选择金属盆和塑料盆，否则，药液的有效成分就会流失。另外，老年朋友应有这样的认识，泡脚只是辅助治疗疾病，而不能把它当成治病的方法，有病还应该到医院接受治疗，以免贻误病情。

五、泡脚的注意事项

1. 饭后不能立即泡脚

饭后，人体大部分的血液都流向消化道，如饭后立即泡脚，本该流向消化系统的血液转而流向下肢，时间长了，就会影响消化吸收而导致营养缺乏。泡脚最好在饭后 1 小时再进行。

2. 慎用按摩脚盆

很多老人喜欢用保健按摩脚盆泡脚，只要通上电，就能使水温恒定，而且还能喷出不同的水流来按摩脚底。但老人对这种产品还是慎用为好。因为中医按摩是通过按摩刺激局部穴位以达到治疗效果的，而按摩脚盆的水流力度不够，且刺激面较大，不易达到理想的效果。

3. 泡脚并非人人适合

（1）患有严重脚气的人不适合用热水泡脚。患有脚气的人，病情严重到起泡时，就不宜用热水泡脚，因为这样易造成伤口感染。

（2）糖尿病病人不适合用热水泡脚。病程长、并发症多的糖尿病病人常因下肢神经病变，导致双足知觉降低，甚至失去痛觉，即使足部有损伤，也毫无知觉，所以这些人不适合热水泡脚。

健康提醒：认识脚上的两个重要穴位

脚上的穴位众多，若每晚泡脚之后，配合穴位按摩，将会起到事半功倍的效果。下面就给大家介绍两个重要的穴位：涌泉穴、太冲穴。

涌泉穴被认为是人体第一长寿大穴，是肾经的首穴。《黄帝内经》说："肾出于涌泉，涌泉者，足心也。"意思是说：肾经之气犹如源泉之水，来源于足下，涌出灌溉周身四肢各处。刺激这个穴位可使耳聪目明，肾精充足，精力充沛，百病不生。取穴时，可采用正坐或仰卧、跷足的姿势，涌泉穴位于足前部凹陷处第 2、3 趾趾缝纹头端与足跟连线的前三分之一处。

俗话说："若要老人安，涌泉常温暖。"如果每日坚持推搓涌泉穴，即俗称的"搓脚心"，可使老人精力旺盛，体质增强，预防疾病。据统计，推搓涌泉穴可防治老年性的哮喘、耳聋、耳鸣、失眠多梦、神经衰弱、头晕、头痛、高血压、腰腿酸软无力、大便秘结等 50 多种疾病。

还有一个重要的穴位是太冲穴，它是肝经的原穴，是人体足厥阴肝经上的重要穴道之一。它位于第 1、2 跖骨结合部之前的凹陷处。太冲穴对肝脏系统疾病、消化系统疾病、呼吸系统疾病、生殖系统疾病有一定的预防作用。老年人经常按摩这个穴位，对防治头痛、头晕、失眠、高血压都有一定的好处。

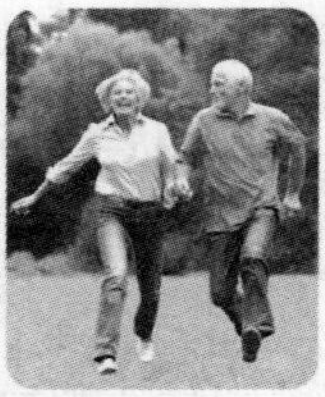

选好枕头，睡好觉

老年人睡眠质量差，夜晚易惊醒，多数老人认为这是因为自己年龄大了。其实，睡眠质量差的原因有很多，枕头不适就是原因之一。俗话说“高枕无忧”，但实际上并非如此。要想睡好觉，选好枕头也至关重要。

健康知多少

人的一生中有三分之一的时间是在睡眠中度过的，睡眠是生命必需的过程，是机体复原、整合和巩固记忆的重要环节，是健康不可缺少的组成部分。好的睡眠当然需要好的寝具，而枕头不适往往会危害到人们的健康。

一、枕头不适，易导致颈椎病

很多老人受“高枕无忧”的影响，都喜欢睡高枕头。其实，这种做法是不科学的。枕头的高低会影响颈椎前凸的生理体位，如果枕头过高，就容易导致颈后部肌群积累性损伤，使椎管内硬膜囊后壁被拉紧，并向前方移位，若在遇到颈间盘后突及较大骨质增生时，脊髓就会受到压迫而发生病变。

既然“高枕有忧”，是不是睡低枕头就有利于健康了呢？其实不然，枕头过低或不用枕头同样对健康有影响。枕头过低就会使颈部过度伸展，导致颈部过度前凸，使颈前肌群和前纵韧带引起积累性损伤，位于椎管后方的韧带也会向前突入椎管，使椎管缩短，容积变小，从而使颈部发生病变。

二、枕头不适，影响血液循环

枕头高低不适都会对颈椎造成损伤，除此之外，枕头的软硬度也会影响健康。过硬的枕头，会使枕头和头部的接触面积缩小，使压强增大，头皮感到不舒服；如果枕头太软的话，就难以保持一定的高度，颈肌容易感到疲劳，对睡眠也是不利的，并且头会深陷在枕头之中，从而影响到血液循环，醒来之后，常会感到头部麻木。

健康有方法

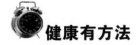

在日常生活中，经常碰到因使用过高的枕头睡眠而发生颈肩不适、手麻、头昏的患者，而且尤以老年人多见。那么，老人应该如何选择适合自己的枕头呢？选择枕头一般要注意以下几点：

一、枕头的高度

枕头以稍低于肩到同侧颈部距离为宜。由于每个人的身体弧度都不同，因此，枕头的高度与各人身材的胖瘦、肩膀的宽度与脖子的长短有一定关系。

通常，脖子粗短的老人，选用枕头的高度应略低于 10 厘米；而脖子细长的老人，枕头的高度应略高于 10 厘米。一般情况下，老人的枕头高度以 10 ~ 15 厘米为宜。需要特别注意的是，患有高血压、心脏病和哮喘的人有时也需要睡高枕；而患低血压、贫血的人有时则需要睡低枕。

二、枕头的长度与宽度

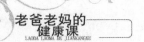

枕头以稍长为宜，枕头的长度应够翻一个身后的位置。但枕头不易过宽，过宽的话，就会超过头颈部关节，造成肌肉紧张，宽度应以15～20 厘米为宜。

三、枕头的软硬度

枕头应以软硬度适中，稍有弹性的为好，所以枕头的枕芯一般多选用木棉、羽毛片、稻谷壳、荞麦皮、散泡沫胶等，选用这些材料软硬适宜，略有弹性，对睡眠很有益处。

四、药枕的选择

为了确保睡眠的质量，老年人不妨亲自动手做药枕。常见的药枕有以下几种：

1. 藿香、薄荷、青蒿

这些材料有防暑生凉、提神醒脑、解热祛暑的功效，适合在夏季使用。

2. 野菊花、桑叶

将枕头里填充野菊花、桑叶可减轻头昏眼花的症状，适合高血压患者使用。

3. 菖蒲、侧柏叶

用菖蒲、侧柏叶做的枕头适合失眠健忘者使用。

五、选择适合自己的枕头

枕芯可由不同的材料组成，其各自的优缺点也不同，比较一下下面的枕芯，看看哪个更适合自己。

1. 荞麦皮枕

是天然材质的枕头，荞麦具有坚韧不易碎的菱形结构，而荞麦皮枕可随着头部左右移动而改变形状，睡起来非常舒服，并且清洁的方法也很简单，只要定期放在太阳下照射就可以了。

2. 羽绒枕

好用但不容易清洗。这种枕头蓬松度非常好，可提供给头部较好的支撑，久用也不易变形，并且羽绒有透气、质轻、不闷热的优点。但是这种枕头不能水洗。

3. 乳胶枕

弹性好，不易变形、支撑力强是乳胶枕的优点，除此之外，这种枕头还不会因灰尘、纤维等引发呼吸道过敏，还具有按摩和促进血液循环的效果。但这种枕头价格较贵。

4. 保健枕

是用中药材和草料组合而成的药枕，具有安神健脑、清凉明目、防病强身的作用，其实际的功效还有待考证。

5. 化纤枕

这种枕头便宜但不实用。它是由普通的人造纤维制成的，比较容易清洗是它的优点；缺点也很多，不太透气，用久了容易变形结成块儿，缺乏弹性，枕头呈现高低不平的状态。所以，建议老人在选购枕头时，尽量不要选用这种枕头。

健康提醒：高档的慢回弹材质枕头鉴别方法

目前，市面上有很多各式各样的枕头，肯定会让你挑花了眼，其价格也有很大的差别，有的人即使花高价钱买了枕头，不久就发现枕头不回弹，摸起来没有质感，随着天气变化枕头也变得过硬或过软。如何才能选购一个高档的慢回弹材质枕头呢？

一、回弹的时间

首先，应更正一个误区，枕头并非回弹的时间越长越好。比较好的回弹时间应约为 3 ~5 秒。

二、手感和温度感应

高档慢回弹海绵用手摸起来很舒服，捏上去有捏面团的感觉，慢回弹较差的不是感觉有些发暄，就是有些僵硬。另外，这种高档慢回弹还有较好的温度感应，会随温度升高而变软，当人体和慢回弹材质接触时，会随着体温的传递，使枕头更加柔软。

三、密度

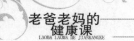

密度是高档慢回弹材质的基本指标，一般密度要在 80 以上。但需要注意的是，密度相同的产品，其差异也很大，关键还是要看配方、工艺及原材料。也就是说，高密度并不一定是高档的材质。

四、寿命

高档的慢回弹使用 5 年以上都不会变形，但质量差一点的通常只能使用 1 ~2 年的时间。

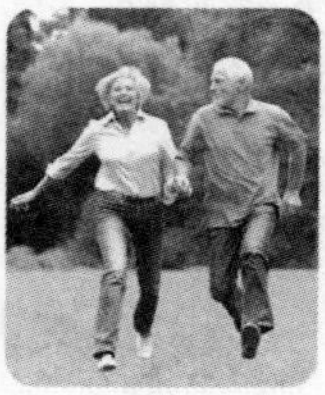

老人睡觉应“卧如弓”

俗话说“吃人参不如睡五更”“会吃不如会睡”。老年人随着年龄的增长，机体各系统的功能都在降低，体质减弱，所以更容易感到疲劳。科学的睡眠有助于消除疲劳，恢复体力，而采取何种睡姿是非常重要的。

健康知多少

提到睡觉的姿势，可能有很多老人都没有意识到它的重要性，多数老人认为，睡觉不需要讲什么睡姿，不管是哪一种睡姿，只要睡得舒服就行了。其实，睡姿是很有学问的，尤其对于老年人来说，睡姿不仅关系到睡眠质量的好坏，而且还会对老人的健康有一定的影响。

一、睡姿不良造成失眠

有些老人睡觉的时候喜欢抱头枕肘，或是将双下肢交叉或弯曲。这种睡姿很容易引起失眠，即使入睡，也会多梦易醒。因为这种睡姿会使全身的肌肉紧张，气血流通不畅，呼吸紧迫，从而导致失眠。

二、睡姿不当引发肌肉痉挛

“肌肉痉挛”，俗称抽筋，是指肌肉突然不自主地用力收缩，导致肌肉僵硬以及剧烈的疼痛，多见于大小腿及脚趾的部位，手臂、手掌、手指、腹部时有发生。有些人在夜间睡觉的时候，会被抽筋时剧烈的疼痛惊醒；很多时候在痉挛舒缓过后，还会持续隐痛两三天。

之所以会出现这种情况，很有可能与睡觉时脚掌朝下有关。由于小腿的肌肉略为缩短，此时如果突然出现刺激，如伸懒腰、翻身，就会使小腿肌肉过度收缩而导致抽筋。

三、睡姿不当导致落枕

有些人在清晨起床时，会发现颈部非常不舒服，落枕了。其实，这也是由于睡眠姿势不当造成的。有些老人在睡觉前喜欢俯卧，使胸腹部受压，口鼻易被枕头捂住，造成颈部肌肉痉挛疲劳，从而引发落枕。

健康有方法

你也许会觉得很可笑，睡觉摆什么 pose 呀，怎么舒服怎么睡呗。不过，你可别小看这睡相，里面的学问还真不少呢。对于老年人来讲，选择正确的睡姿，有着非常重要的作用。

一、不同体位的优缺点

睡眠的姿势，不外乎仰卧位、右侧卧位、左侧卧位和俯卧位 4 种体位。不同的体位，其优缺点不同。

1. 仰卧位

肢体与床的接触面积最大，所以不易疲劳，可使腰部获得充分休息，并且有利于肢体和大脑的血液循环，是多数老年人习惯采取的睡觉姿势。但肥胖的老年人，采取仰卧位时易出现打鼾，而打鼾不仅会影响他人休息，而且可影响肺内气体的交换，从而导致低氧血症。

2. 俯卧位

可减少腰部脊椎压力，但会影响呼吸，并影响脸部皮肤血液循环，使面部容易老化。

3. 左侧卧位

使肌肉放松，脊椎所受的压力也相对减轻，但侧睡时靠肩膀及骨盆支撑重量，不仅会使左侧肢体受到压迫、胃排空减慢，而且使心脏在胸腔内所受的压力最大。

4. 右侧卧位

由于胃的出口在下方，所以有助于胃的内容物排出，但右侧卧位可使右侧肢体受到压迫，影响血液回流。从而造成手臂酸、麻、痛等不适。

在一夜睡眠中，人的体位的变动可达 10 ~ 50 次，而目的就是为了睡得舒服。医学研究认为，右侧卧为最佳的睡姿，因为右侧卧可使全身肌肉得到较满意的放松，又可增加肝血的流量，利于肠胃蠕动，促进消化与吸收。

二、睡姿与疾病

对一个健康的人来说，不必过分计较睡眠的姿势，但是，对于患有某种疾病的人而言，讲究一下睡眠姿势就很重要了。因为很多疾病都是由于睡眠姿势不正确而诱发或加重的。

1. 颈椎及腰椎病

这类患者最好睡硬床，并保持平躺的姿势，枕头不能过高。

2. 肺部疾病

两边肺部都有病的老人，最好选择仰睡的姿势。如果左肺有病，适宜左侧睡；右肺有病，则宜右侧睡。

3. 心脏病

心脏病患者切忌左侧卧或俯卧。心脏代偿功能尚好者，可取右侧卧；如果出现心衰，就应采用半卧位，以防止出现呼吸困难。

4. 脑血栓

动脉硬化的患者如果采取侧卧位，就会加重血流障碍，应改为仰卧睡姿。

5. 鼻中膈偏曲、鼻息肉

这类患者应采取与偏曲方向相反的方向、未生长鼻息肉一侧卧位入睡，即向鼻腔相对通气的一侧侧卧入睡，可减少夜间用口呼吸的发生概率，保持口鼻气流通畅。

6. 中耳炎

脓汁会灌满患侧耳道，为使脓汁引流通畅，患者可采取患侧卧位，以促使脓液的排出。

7. 胆石症

胆石症患者不宜采取左侧卧，因为胆囊位于上腹部，形状如小酒瓶。当取左侧卧时，胆囊“瓶口”朝下方，“瓶底”朝上方。这样，胆囊结石在重力作用下就易落入“瓶颈部”而发生嵌顿，引起胆绞痛发作。因此，患者应采取平卧或右侧睡。

健康提醒：养成良好的睡眠习惯

众所周知，充足的睡眠对老年人的健康十分重要，但除此之外，养成良好的睡眠习惯，对老年人来说也是很重要的。

一、睡前少说话

睡前说话易使大脑兴奋，思维活跃，从而使入睡困难。

二、睡前不要食

人进入睡眠状态后，机体各部分的活动节奏减慢，进入休息状态。若睡前吃东西，就会使肠胃不得不再次工作，加重它们的负担，不但影响了睡眠，还对健康不利。

三、睡前不要喝茶与咖啡

浓茶、咖啡是刺激性的饮料，饮用后能使人精神亢奋，从而造成入睡困难。

四、睡前情绪不能太激动

喜怒哀乐易引起神经中枢的兴奋或紊乱，导致入睡困难，甚至是失眠。因此，睡前应尽量保持情绪稳定。

五、不可蒙头睡觉

有些老人由于怕冷，喜欢蒙起被子睡觉，这样做会吸入大量的二氧化碳，又因为缺乏必要的氧气补充，对身体健康极为不利。

六、不可张口而睡

张口入睡，空气中的病毒和细菌容易乘虚而入，也容易使肺部和胃部受到冷空气的刺激，引起疾病。

七、不可开灯睡觉

睡觉时，虽然眼睛闭着，但仍能感觉到光亮，对着光亮而睡，易使人心神不安，易惊醒。

八、不能当风而睡

房间应保持空气流通，但不能让风直接吹到身上。因为睡熟后，身体对外界环境的适应能力降低，当风而睡，易引起感冒风寒等疾病。

第四课
老爸老妈的的运动健身

散步

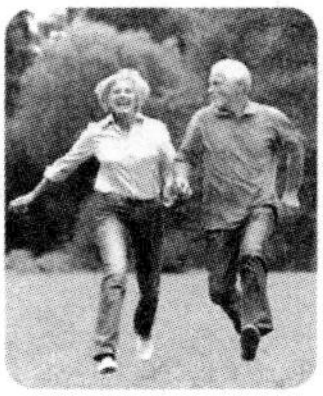

俗话说，“百炼不如一走”。散步是一种最简单最安全的运动，不用体育器具，不受约束，可以在不同时间、不同地点、不同条件下走。步子大小、快慢完全可以由自己决定。散步是最适合老年人早晚锻炼的运动。

运动保健康

常言道：“人老腿先衰。”长期坚持散步，是老年人延缓衰老、增强机体适应力的重要因素。概括起来，散步有以下几大好处：

一、保持身体的灵活性

坚持散步的老人，可以保持关节的灵活性，增强腰部肌肉和韧带的张力、弹性，从而有效防止肢体过早僵硬。

二、减肥效果好

散步可使全身的肌肉周期性收缩，促进血液和淋巴系统的循环，加速机体的代谢速度，有助于提高人体的免疫力、减肥瘦身。

三、延缓大脑衰老

散步能大大提高脑力的工作效率，并且散步还有助于改变脾气急躁的性格，增强对外界环境的适应能力。

四、预防心血管疾病

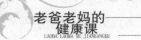

散步有利于加速血液的循环，提高血管的张力，并将血管壁上的沉积物带走，从而有效地预防动脉硬化等心血管疾病。

科学健身法

散步是适合老人的最佳运动方式，在公园、林荫小道，经常可以看到有些老年人三五成群地边走边聊，非常惬意自在。散步在很多人看来，都是一件非常简单的事情，其实，关于散步健身，里面也是有很多学问的。这里给大家介绍一下散步的方法和散步的方式，以供选择。

一、正确散步方法

正确的健身步行应当是挺胸抬头，眼睛直视前方，迈开步子时整个脚掌着地，脚后跟要先着地，脚向前伸时，先挺直脚背，胳臂自然摆动，轻轻掠过身体，尽量收腹；速度为每分钟大致走 60 ~ 80 步，每天步行半小时至 1 小时，一般以微微出汗为宜。

二、对症散步方法

散步是老年人最容易坚持的锻炼方法。老年人可根据自身身体的状况，选择合适的散步方式。

1. 普通散步

一般以每分钟 60 ~ 90 步的速度进行，每次走半个小时左右。这种散步适合于患有高血压、脑中风后遗症、冠心病或呼吸系统疾病、中重型关节炎的老年人。老年人在开始散步的初期，可以每天走或隔一天走，每次进行 15 分钟左右，等到身体慢慢适应后，再逐步增加，否则会疲劳过度。

2. 快速散步

一般以每分钟 90 ~ 120 步为宜，每次走 30 ~ 60 分钟。这种散步方式适合于患有胃肠道疾病、慢性关节炎和高血压恢复期的人。同样，在锻炼初期，也不宜走得过久，可慢慢增加运动量，以免过犹不及。

3. 摆臂散步

这种散步方法就是：步行时，手臂要用力前后摆动。这种方式可增强肩关节、肘关节、胸廓等部位的活动，适合于胃炎及上下肢关节炎、慢性气管炎、肺气肿的人，尤其是老年人，持之以恒可增进肩带和胸廓的功能，促进血液循环。步行速度应掌握在每分钟60～90步。

4. 定量散步

这种散步方法有一定的难度，适合身体较好的老人，对锻炼老年人的心肺功能大有益处。散步方式包括在平地和坡地上步行。例如在倾斜度较小的斜坡上步行100米，渐渐增加斜坡的倾斜度，再走上100米，最后在平地上行走15分钟。

5. 摩腹散步

摩腹散步就是一边散步一边用双手不断地按摩腹部，步行时双手旋转、按摩腹部；每分钟30～60步，每走一步按摩一周，顺时针和逆时针交替进行。这种方法是防治消化不良和胃肠道慢性疾病的中医传统保健法。

6. 背向散步

这是一种新兴的健身法，即双手反剪，将手背放于肾俞穴处，缓步倒退行走。倒退行走，这种方法应该在平地施行，使骨骼肌肉系统、神经系统受到新的刺激，使腰椎、膝关节周围的肌肉、踝关节、韧带等得到很好的锻炼，促进血液循环，防治腰腿痛。

健康提醒：老人散步环境讲究多

散步可以健身治病，但需要根据个人的不同情况，选择适合自己的散步环境，这样才能起到最佳的效果。所以，老年人在散步的时候还应该注意以下几点：

燥湿消肿、口干的人宜到葡萄园、梅林中散步，这样可以起到望梅生津止渴的功效。

患有风湿性关节炎或水肿的人应到沙地干燥处散步。

心火较重、心情烦躁的人宜到海边或森林密布的地方散步，以吸收阴气滋润心神。

肝气郁滞、心情抑郁的人最好选择到鸟语花香、风景秀丽的公园散步，以缓解抑郁的心情。

畏寒的人适合在阳光充足的地方散步，以驱寒养阳。

老人散步，除了对环境的选择之外，还要注意季节气候的变化，春天适合早晨到野外散步；夏天适合到荷塘、柳河边散步；秋天适合在金色的晚霞中散步；冬天适合在走廊、室内散步。还需要提醒老年朋友的是，散步最好三五成群，不要单独行动，以免发生意外。

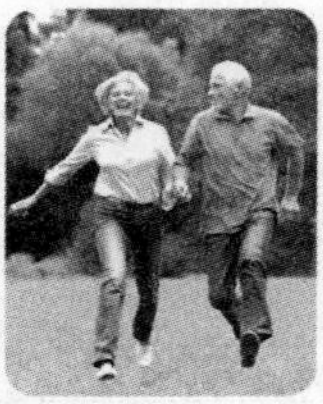

臂跑

生活在城市里的老人，提起运动，总抱怨运动场地少，到处车水马龙，人来人往，没有老人的活动空间。有没有一种运动，既不需要太大的活动空间，又适合老年人的体质呢？当然有，那就是臂跑。

运动保健康

顾名思义，臂跑就是用运动手臂的锻炼方法来代替跑步。这是一种新型的运动方法，被称为适合老人的温和运动。医学研究证明，臂跑对于老年人养生至少有以下好处：

一、预防心血管疾病

老人经常进行臂跑运动，可加速体内的脂肪、糖以及蛋白质的分解，提高心肺的功能，减少外周血液循环的阻力，为心脏工作减轻负担，从而有助于预防心血管疾病，延长各个脏器的寿命，来延缓随年龄增长而带来的生理机能衰退，防止早衰。

二、增强机体免疫力

经常进行臂跑运动，可刺激机体产生更多的免疫辅助剂，增强免疫系统的功能，起到抵抗病毒、细菌感染以及抑制并杀死体内癌瘤细胞的作用，以达到强身健体的目的。

三、臂跑令人更快乐

研究发现，臂跑还能促进人体释放一种“欣快物质”，即内啡肽。内啡肽使人感到心情愉快，精神振奋，情绪高涨，对消除老人抑郁、悲观等负面情绪大有益处。

科学健身法

臂跑是用运动手臂的锻炼方法来代替跑步的一种运动方式。医学研究表明，臂跑在健身效果上与跑步异曲同工，由于其不受运动场地的限制，也无受伤的危险，所以，提倡老人们多多练习，下面将臂跑的方法介绍给大家。

一、臂跑的基本动作

臂跑的基本动作主要有以下四种，老人们可以模仿练习。

1. 单车手

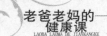

老人取仰卧的姿势，手臂向上伸直，用手模拟脚蹬车的动作。每次做1～2分钟。

2. 飞翔

取站立姿势，身体自然放松，两臂向身体两侧平伸，慢慢扇动手臂，好像鸟儿拍打翅膀似的。每次做1～2分钟。

3. 打沙包

这个动作，老人需要配合想象力才能进行，想象面前有一个吊着的沙包，用拳头击打沙包，或与一个假想的人进行拳击。每次做1～2分钟。

4. 抛球

将球抛向空中，然后接住。或将球掷到地上、墙上反弹回来接住。如果没有球的话，也可以进行模拟练习，每只手臂做10次，稍稍休息后再做10次。

二、臂跑的注意事项

臂跑虽然是一种温和的运动，但是老年人由于体质较弱，在锻炼时应多加注意，防止锻炼不成，受到伤害，应注意以下两个方面：

1. 进行准备活动

在进行臂跑运动前，做好准备活动是很有必要的，先要活动一下手指，甩动手腕、手臂，从而促进血液循环。准备活动的时间无须太长，一般1～3分钟即可。

2. 把握好运动时间

老年人做臂跑运动时，不能随意增加运动强度和延长运动时间。因为臂跑运动是以有氧运动为基础的，在运动过程中，机体供氧充分，脂肪、糖的分解都是在有氧状态下进行的，这样就可减免“活性氧”和其他有害物质，从而达到健身的目的。

安全提示：进行臂跑运动也不能超负荷进行，导致大汗淋漓，应以微微出汗为佳，以免伤害到身体。

健康提醒：老人选择何种运动更好

进入老年，随着活动的减少，老人很容易发福，人一胖，不仅给活动带来诸多不便，而且机能衰退得也更快，坚持健身就能延缓衰老，延年益寿。

但是由于胖人体重过重，进行跑步、爬楼梯等活动都会给关节带来一定的负担，而臂跑不仅不影响关节的运动，而且还有助于减肥，提高心肺的功能，有效地预防心脑血管疾病。臂跑可谓是为胖人量身打造的最佳运动。

另外，还应该提醒老年朋友的是，选择何种运动是很关键的，随着年龄的增加，老年人的各项机体机能都在逐渐衰退。所以，此年龄段的健身锻炼应以运动量较小、耗能较少的低能量运动项目为好，频率应控制在 100 ~ 120 次/分钟之间。进行剧烈运动，反而会适得其反。

一项研究表明：长期参加低能量运动的老人，比不参加任何运动或偶尔进行剧烈运动的老人，病死率可降低 2.5 倍，罹患糖尿病、早期老年痴呆、心脑血管病、癌症的发病率也可减少约 35%。

低能量运动项目的优点就是随时随地都可进行，可集体活动，也可单独活动。低能量运动的项目主要有散步、慢跑、跳交谊舞等。

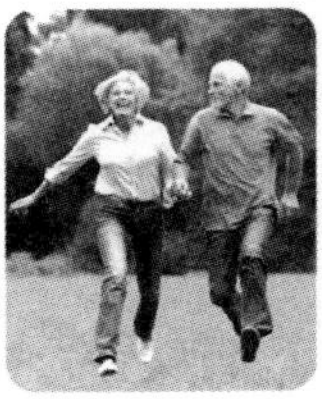

慢跑

慢跑风靡世界，被人们誉为“有氧代谢运动之王”。古希腊人也有一段格言："如果你想聪明，跑步吧！如果你想强壮，跑步吧！如果你想健康，跑步吧！"慢跑对于老年人来说，也是非常适合的运动项目。

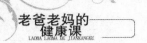

运动保健康

跑步是大众喜爱的健身方式之一，对全身的健康都很有益。目前，有很多老人选择这一运动方式，对老年人的身体健康有以下好处：

一、促进代谢排毒

慢跑可让体内的新陈代谢加快，延缓身体机能的老化，并可将体内的毒素通过汗水及尿液排出体外。

二、增强心肺功能

长期进行慢跑练习，可使心脏收缩的血液输出量增加、降低血压，增加血液中高密度脂蛋白胆固醇的含量，从而有利于身体健康。

三、缓解紧张情绪

很多人都有这样的体验，心情不好的时候，找一处环境优美的地方，慢跑一段时间，可以使心情得到放松，排除紧张情绪、精神及心理压力，保持良好的身心状态。

四、提高生活质量

有了健康，才有一切，老年人的晚年生活要想过得幸福、快乐，首先就要有一个健康的身体，而规律的慢跑活动正是促进身体健康的最好方式。

科学健身法

慢跑比较适合中、老年人，对于保持中、老年人良好的心脏功能，防止肺组织弹性衰退、预防肌肉萎缩，防治高血压、动脉硬化等都具有积极的作用。不过，老年人进行慢跑锻炼，需要掌握一定的方法和技巧。

一、慢跑前的准备

慢跑前做好准备活动很重要。老年人在进行慢跑前，应适当活动活动，疏松肌肉和关节，避免身体僵直。在出门之前，最好喝一杯冷开水，天热要多喝些，以补充排汗的水分消耗。

二、慢跑的姿势

正确的跑步姿势能缓解疲劳，使跑步运动更加轻松、自然。慢跑时，两眼平视前方，肘关节前屈呈 90 度，平行于体侧，双手自然握空拳，略抬头挺胸，上体略向前倾和地平面约成 85 度，双脚交替腾空、蹬地，脚掌离地约 10 厘米。全身放松，跑步时，上肢屈肘保持 60 ~ 90 度，平行地自然摆动。

三、慢跑的节奏

慢跑时，呼吸要深长，缓慢而有节奏，可两步一呼、两步一吸，也可以三步一呼、三步一吸；呼吸自然，鼻吸鼻呼或鼻吸口呼，必要时口鼻同时呼吸。最好用腹部深呼吸，吸气时鼓腹，呼气时收腹。

四、慢跑的运动量

慢跑时步伐要轻快，以慢跑后感觉轻松舒适为宜，没有呼吸急促、腰腿疼痛、疲乏等不良反应。运动量的掌握大致以每分钟不超过 180 米减去自己的年龄数为标准，时间以 30 分钟左右为宜，但需持之以恒。体弱的老年人要先进行短距离慢跑，从 50 米开始，逐渐增至 100 米、200 米，以至更长的距离。

五、不适合跑步的人群

在跑步之前，应注意一下自身的身体状况，有以下疾病，就不适合慢跑，如：膝关节软骨软化症、膝关节胫骨和髌骨有骨刺、膝关节炎、膝关节内外侧副韧带的炎症、跟腱的轻微疼痛、脚底肌膜炎等。

六、慢跑的注意事项

1. 跑前检查身体。参加慢跑的老年人要先检查身体，得到医生的许可后，才可以参加，如患有某种疾病，不适合慢跑，就不要勉强。

2. 跑步中若出现胸闷、心悸、头昏眼花、胸痛等不适感时，应立即停止跑步，并请医生检查。

3. 在跑步锻炼时，不应该在刚跑步出汗后就马上“刹车”，应逐渐减慢跑步的速度，继续做些放松活动。

4. 贵在坚持。慢跑要取得好的效果，必须持之以恒，如果“三天打鱼，两天晒网”，就达不到健身的效果。但是若出现一些恶劣的天气，应该停止跑步，如雨天、雨后、雪天、下雾天。还要忌迎风跑，老年人可迎风时走，侧风和背风时再跑。

安全提示：跑步场地最好选择平整的土地，但在大城市这种路面很少，多是水泥、沥青路面，老人在这样的场地跑步，应穿厚底缓冲力好的鞋子。

健康提醒：选好跑鞋很重要

老年人在进行体育锻炼时，一般不会像年轻人那样，很注重配备“行头”，通常都比较随便。尤其是在对鞋的选择上，多数老人常穿布底、泡沫底鞋子和一般薄胶底运动鞋，个别还穿塑料底鞋跑步。

以上这些鞋都不利于运动，而且会增加下肢的负担，容易发生意外。跑鞋的选择应该具有松紧大小合适、厚底、柔软、耐磨损、通风透气性好、缓冲力好等特点；另外，腿和脚的形状不正的，会造成慢跑时用力不均衡。这也可以利用鞋垫来弥补一下。如“X”形腿，可垫高脚外侧和后跟；“O”形腿，可将内后侧垫高；高足弓，可垫高脚心；扁平足，可垫高前脚掌和后跟。这些方法，都能减少对人体的危害，更好地发挥跑步对人体健康的一面。

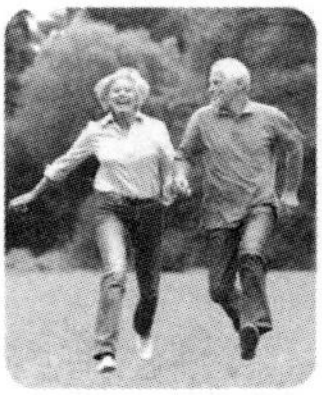

爬行操

直立行走是人与动物的最大区别，是人类文明进步的结果，但是直立行走也给人们的脊椎带来了很大压力，颈椎病、腰椎病纷至沓来。于是，时下又在倡导“平衡才健康”，爬行操应运而生，成为很多老年朋友最喜爱的新型运动方式。

运动保健康

目前，爬行健身已经风靡全球，在公园的草坪上时而就会看到一些老人四肢伏地，手足并用在地上爬行，做出向前爬、向后爬等动作，看似非常滑稽可笑。其实，这里面可大有来头呢。

一、防治高血压

爬行时，躯体由直立变成水平位，这就减轻了下肢血管所承受的重力，血管由紧张变得舒张、松弛，使心脏排血的外周阻力下降，从而有利于缓和高血压，对防治高血压有一定好处。

二、防止心血管疾病

爬行时，使心脏到大脑的血流方向，从垂直供血改为平行供血，有利于改善大脑的血液供应，不仅令人头脑清醒，还能使人耳聪目明，腿脚灵活，预防心、脑血管疾病。

三、有利于肺部保健

爬行时，人的呼吸方式为胸式呼吸和腹式呼吸相结合，腹式呼吸可充分发挥肺泡的功能，扩大肺活量。

四、预防衰老

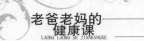

人在进行爬行运动时，有利于刺激大脑，阻止和延缓脑细胞的退化、衰老，对预防老年痴呆有一定帮助。

五、强身健体

人在进行爬行运动时，手部频繁接触地面，使手掌穴位不断得到刺激，从而达到强身健体的作用。

科学健身法

爬行，这一返祖的行为，不仅仅是一种时尚运动，更重要的是通过这种方式进行锻炼，能收到明显的健身效果。下面就如何进行爬行锻炼做一下介绍。

一、准备活动

爬行前，先不要着急做动作，要先活动一下四肢，尤其是肘关节、腕关节、膝关节、踝关节等。另外，佩戴护具也是必要的。清理好场地，注意安全，爬行时穿一些宽松、舒适的衣物，给膝盖戴上护膝。

二、爬行的方法

1. 普通爬行法

这种爬行方法没有具体的章法可循，随意进行。刚开始时不要着急，让身体有一个适应过程。运动量不宜过大，一般不超过半个小时，可一次性完成，也可分几次完成。

2. 跪爬法

以两手和两膝着地，手膝交替依次爬行。爬行时，头抬起，五指分开着地，两臂与肩同宽，膝或足着地；跪爬时，两膝与肩同宽。速度不宜过快，每次爬行 20～30 米，俯在地上休息 5 分钟，然后再进行，不要过于疲劳。

3. 手足爬法

手足爬时，两足分开，一肩半宽，脚前掌着地，交替前进，爬行中，抬头四处张望，让颈部也得到活动。每天锻炼 1 ~ 3 次，每次 10 分钟左右。

4. 爬行加蛙跳

爬行加蛙跳，顾名思义，就是模仿青蛙跳动的一种运动方法。由于运动量较大，刚开始的时候，跳动的幅度应小一点，等身体逐渐适应之后，再逐步增加跳动的幅度与距离。一般选择 20 米长的距离，至于运动量，老人可根据自己的身体状况，自行选择。

三、注意事项

1. 刚开始练习爬行操时，动作不应过大，速度不宜过快，每次爬行 20 ~ 30 米，应俯在地上休息 5 分钟，然后再进行。

2. 手、足、膝部有坏疽、感染、化脓性病患，或手术后伤口未痊愈的人不宜做此运动。另外，患有严重高血压、冠心病及脑动脉硬化的人不宜进行此运动。

3. 爬行操结束时，不应马上站起，要由爬式先改为坐式，慢慢站起，以免因突然站起造成大脑瞬间缺氧而晕倒。

安全提醒：对于体质较弱的老人来说，不适合进行难度较大的爬行运动，如爬行加蛙跳，以免给身体带来不必要的伤害。建议老人可选择擦地爬行法，这种方法就是将以前的拖地改成用抹布擦地，不仅美化了环境，而且还能健身，一举两得。

健康提醒：平衡运动更健康

“平衡才健康。”这句时下的流行语不仅适用于爬行运动，除此之外，还有许多平衡运动适合老人练习，以下就给大家介绍几种：

一、左右手交替训练

生活中，大多数人习惯使用右手，久而久之，身体右侧的手、肘、肩等部位就会承受很大的负担，诱发慢性疾病；而身体左侧则因缺乏锻炼而变得孱弱。左右手交替训练就是锻炼左手（左撇子则尽量用右手）进行日常工作，这样有助于锻炼身体左右平衡能力，从而达到健身的目的。

二、站姿平衡运动

站姿平衡运动可以通过两种锻炼方法实现。一种是，先将重心移到左腿上，从1数到20，再将重心移到右腿上，从1数到20，重心交替在左右腿上移动；重复15次以上。

另一种是，身前放置桌、椅各1个，从桌子上拿起一物体，把它放在椅子上，然后再把它放回桌子上，这样反复搬动物体20次。然后将这个物体在桌子与地面间上下搬动，做20次。

三、坐姿平衡运动

坐姿平衡运动也可以通过两种锻炼方法实现，一种是，两手慢慢上抬，与肩水平时，转动上身，两手随之转动，上身先转向左，两眼注视左侧片刻，然后上身转向右，两手转向右，两眼注视右侧片刻；反复做10次。

另一种是，凳脚高与膝齐平，上身下俯，先伸出左手触摸右足趾，然后恢复端坐姿势，然后再下俯，伸出右手触摸左足趾；反复做10次。

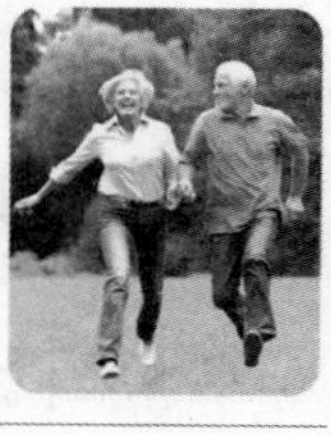

钓鱼

“一竿在手，其乐无穷。”“拿起鱼竿，丢掉药罐。”自古以来，人们都把钓鱼当成一种休闲健身的运动，既可以健身，又可以健心，尤其适合老年人，在“姜太公钓鱼，愿者上钩；子陵钓鱼，自得其乐”的意境中，享受一种美好而又特殊的运动。

运动保健康

钓鱼是一种老少皆宜的体育运动，这种不费太大力气，又能起到健身作用的运动，是再适合老年人不过的了。这种运动对养生保健有诸多益处。

一、钓鱼环境有利于健康

钓鱼的环境多选在江河湖海等地方，这些地方空气清新，阳光充足，噪音小，是健身的好环境。这些地方氧气充足，负氧离子多，对心血管疾病有很好的辅助治疗作用，同时还能改善肝炎、胃炎等慢性疾病的症状。

另外，人体经日光中紫外线照射后，可增强皮肤和内脏器官的血液循环，加速新陈代谢，有利于身体健康。还有幽静的环境能消除耳朵的疲劳，有利于保持良好的听觉功能。

二、保持心理健康

钓鱼需要耐心、毅力，这对改变老年人焦急、暴躁等不良情绪有一定的帮助，从而使人的情绪稳定，精神饱满。此外，钓鱼还有助于提高生活的情趣，改善生理机能，保持心理健康，防止抑郁症、精神沮丧等心理疾病。

科学健身法

天气晴朗，阳光明媚，老年人不妨走出热闹的城市，来到幽静的河边，悠闲垂钓。这样，不仅能修身养性，说不定还能满载而归，获得一份意外的惊喜呢。下面就将钓鱼的方法和技巧介绍给大家。

一、钓鱼的方法

1. 选择诱饵

每种鱼都对食物有偏好，如：鲫鱼喜欢蚯蚓、红虫，鲤鱼喜爱玉米面，草鱼嗜好芦苇芯和蚂蚱，梭鱼喜好海蚕，等等。所以垂钓前，摸清所钓的鱼种与其习性是很有必要的。

2. 选择钓鱼的位置

这是一个很关键的因素，它常常决定你是满载而归还是两手空空。选位置主要凭经验，一般来说，自然水域，如水塘、河沟、湖泊、河流，应选择有水草、芦苇的地方下钩，或在树旁、桥桩附近垂钓，这些常是鱼集聚的地方。俗话说“长钓腰，方钓角，圆池钓中央”，就是这个道理。

3. 准备钓具

钓具的准备要针对所钓场所与鱼种精心选择，最好事先了解清楚。如无条件则应考虑多种可能，适当准备几种不同的钓具。

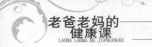

二、钓鱼的技巧

1. 提动鱼竿

鱼钩下沉至水底，并不是完全处于理想的位置。在钓鱼时，若发现鱼漂很久都没有动一下，就应该勤提钓竿，变换鱼钩的位置，增加鱼的视觉机会，诱鱼上钩。

2. 随机应变

钓鱼不能孤注一掷、死守目标。如果在一个地方钓上几条鱼，就应该换换地方了。俗话说，钓鱼应该“打一枪换个地方”，是很有道理的。

三、老人钓鱼注意事项

1. 选择适宜的环境

钓鱼的环境应该比较平整，便于坐稳，空气新鲜，温度适宜，并且出行要方便。

2. 选择合适的座位

钓鱼选用的板凳或坐椅高矮要适当，否则，容易造成疲劳。如果室外紫外线较强，应带有遮阳伞具或涂上防晒霜；并备有适当食物，以便饥饿时食用。

3. 防止疲劳

钓鱼是一种休闲运动，要适可而止，不能流连忘返，使身体过于疲劳。

4. 结伴而行

老年人钓鱼时，要结伴而行，并带好手机，防止意外情况发生；如患有慢性病，还应携带应急药物。

5. 注意保暖

有些老人喜欢在冬季垂钓，由于冰面寒气太重，容易使人的血管收缩，抑制血液的流量，所以老年人应注意防寒保暖。还有就是切勿在冰上垂钓，以免发生危险。

健康提醒：夏季钓鱼须防中暑

有些老人酷爱钓鱼，只要一有空闲时间，他们就会去钓鱼，无论春夏秋冬。钓鱼虽然有利于身心健康，但也要注意气候的变化。

夏季天气炎热，如果在烈日下钓鱼的时间过长，直接在烈日的曝晒下，强烈的日光就会穿透头部皮肤及颅骨引起脑细胞受损，进而造成脑组织的充血、水肿，会严重影响老年人的健康。

所以，一旦出现剧烈头痛、恶心呕吐、烦躁不安等症状时，就应该停止钓鱼，选择阴凉通风的地方，解开衣扣，进行休息，或用冷水毛巾敷头部；情况严重的一定要及时通知家里人，以免发生危险。

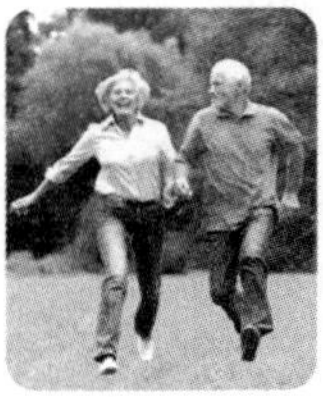

门球

篮球、足球、羽毛球……这些为青年人所热衷的球类运动，常常令老年朋友望尘莫及。那么，有没有一种球类运动适合老年朋友呢？当然有，那就是门球。门球是一种运动量小、安全、战术多变、趣味性浓的球类运动。

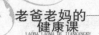

运动保健康

门球是颇受老年朋友青睐的体育运动，既有台球运动之妙，又有高尔夫球之趣，还有地上棋类运动之精，而且它还是不分男女老幼都能同时参加的运动，对促进老年人的健康有重要的作用。

一、使身体得到全面的锻炼

打门球的基本活动由瞄准、击球、拾球和到位四部分组成。要完成这项运动，需要通过快步走或慢跑来实现，因此能使全身的运动器官都得到很好的锻炼。

二、使大脑得到锻炼

门球不仅需要体力，更需要脑力。门球活动中的技术、战术的运用和团队配合，都需要动脑筋，常此以往，就会增强脑细胞的活力，锻炼思维以及记忆能力，能有效预防老年痴呆。

三、有利于老年人心理保健

门球不仅是一种体育运动项目，更是一种娱乐活动，老年朋友聚集在一起，有说有笑，边运动边聊天，可以愉悦老年人的情绪，忘却生活中的种种烦恼，消除孤独感、失落感，同时还增进了朋友之间的友谊，对老年人心理保健有着非常重要的作用。

四、增强体质，防病治病

门球是一项户外运动，阳光明媚的天气里，老人边运动边享受阳光浴，有利于增强体质和防病治病。另外，太阳的光辐射还会使人心情愉快，促进人体组织的新陈代谢，也有助于提高身体对气温的适应能力。

科学健身法

门球的运动特点为："运动而有闲，用力而有节，快乐而不激，用心而不苦。"可见它具有动静相间、强身怡神的特点，所以它是最适合老年人的健身活动。下面就将这种运动方法简单地介绍给大家。

一、门球运动规则

1. 比赛的时间为30分钟，每队5人，先由双方队长在裁判领导下，投币决定攻球的顺序。先攻队攻红球，号码为1、3、5、7、9；后攻队攻白球，号码为2、4、6、8、10。教练员、比赛队员和击球的顺序，都将填入记录表，然后在指定位置列队。

2. 比赛开始时，裁判宣布1号球员开始过第一门，如进门失败了，则轮到2号过门，直到10号打完为止。第二轮重新击球过第一门，如果通过第一门，可获得一次续击权。

3. 通过第一门后，继续通过第二门、第三门，再撞终点柱，该队员的比赛活动才全部结束。

4. 通过各球门各得1分，撞上终点柱得2分。参赛队员每人的最高得分为5分。如果全队队员的球都能撞到终点柱，则共得25分。最后，计算总分，总分多的队获胜。

二、打门球的注意事项

1. 选择合适的穿着

一般打门球对衣裤没有特殊的要求，只要穿着宽松、舒服即可，但对鞋子要格外注意，打门球时最好穿带齿而不滑的鞋，以免因绊倒或滑倒而摔伤，特别是在冬天更应该多加小心。

2. 做好充分的准备活动

进行门球活动前应把臂、腿、腰以及相应的关节充分活动开，通常活动5~10分钟即可。

3. 把握好时间

虽然门球活动的运动量不是很大，但是一旦着迷，老年人就很难自控，不仅会延长活动的时间，而且还会超过自己的体力范围，做一些超过自己适合的步伐或跨度活动的幅度，这样就违背了健身的目的了。

4. 注意劳逸结合

老年人虽然时间宽裕，但也不能长时间打门球，感到疲劳时，就应适当休息，或者将比赛时间缩短。总之，要使活动、锻炼有节奏，劳逸结合才最好。

安全提示：门球的击球动作需要屈颈弯腰，且次数较多，长时间地屈颈弯腰，颈部伸肌群易导致疲劳、紧张，甚至痉挛，导致颈椎病的发生。所以，老年朋友参加门球活动，应以安全适度、能得到快乐为原则。

健康提醒：打门球也要谨防伤身

门球虽然是一项比较柔和的运动，但因老年人各器官、系统正在发生器质性、机能性变化，进行运动的身体条件不是很理想，所以，在进行门球运动时也要谨防伤身。

门球运动看似轻松悠闲，但实质上对体能的要求也不低。尤其是在炎热的夏天，老年人长时间进行门球运动，很容易中暑。而冬天天寒地冻，易引起肌肉强烈收缩而导致肌肉痉挛。对于一些慢性病患者，如高血压、心血管疾病，则不适宜参加激烈的门球比赛。

除此之外，参加门球比赛的老年人还应该用一种豁达、宽容的态度来看待输赢，不要因为比赛局势的变化而出现激动、兴奋、悲伤、紧张等不良情绪，以免因此引起不必要的疾病和损伤。

健身球

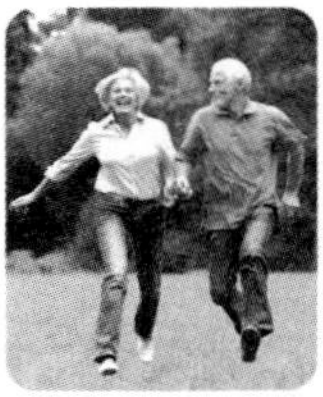

健身球一般统称为“铁球”，因其发源于保定，故也被称为“保定铁球”，是传统的健身用品。民间有“保定府有三宗宝，铁球面酱春不老”的民谣。铁球既是娱乐工具，又有健身功能，深受老年人的喜爱。

运动保健康

健身球是我国民间的传统健身保健器具之一，是一种以活动手部为主的运动。而手作为大脑的“驻外使节”，常运动，对健康的意义不言而喻。

一、防治老年人退行性病变

健身球主要通过指掌运动来健身，经常锻炼，可使手掌、手指、手腕弯曲伸展灵活，促进肘、腕、指等上肢肌肉的运动，可防止老人退行性病变的发生，并且对经常出现的上肢麻木无力、颤抖、握力下降等症状有所缓解。

二、调节中枢神经的功能

健身球运动主要刺激手掌第二、三掌骨，有利于调节中枢神经的功能，有健脑益智、镇静怡神的功效，对增进自身脏腑的生理功能有着重要的影响。

三、防治老年痴呆症

“要想身体少得病，每天手指万次动。”手作为大脑的“驻外使节”，经常运动有利于促进人体血液循环、强筋健骨，对慢性病也有防治疗效。老人在玩健身球的时候，将思想集中于手上，排除杂念，消除紧张，使大脑得到放松。所以，常玩健身球能有效保健大脑，避免老年痴呆症的发生。

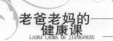

科学健身法

传统中医理论认为，人的手部有许多经络和重要穴位，与五脏六腑相通，而健身球锻炼能有效刺激经络和穴位，达到健身的目的。下面就给老年朋友介绍几种健身球的锻炼方法，供大家参考。

一、五指捏球

做法：手指自然分开，抓住球，各手指用力捏球，停顿片刻后放松。这样一捏一松，反复捏球 10 次。

要求：捏球的力量要缓慢而持久，停顿时要等到手指有酸胀感后再放松，方能取得良好效果。

二、五指转球

做法：把球握在手中，五指拨动球体使其旋转，可先顺时针转动，然后逆时针转动，还可向上、向下转动。

要求：运球转动时，开始时速度要慢一些，熟练后可逐渐提高转动速度，次数和时间没有限制。

三、掌心握球

做法：把球放在掌心，五指自然抓在球体上。用力握捏球片刻，然后再放松。此过程为 1 次，反复进行 10 次。

要求：用力握捏球片刻，待手有酸胀的感觉后，才能放松。

四、虎口夹球

做法：四指并拢，与拇指分开，把球夹在手的虎口中，有节奏、用力地夹球，一夹一松为 1 次，反复进行 10 次。

要求：用力夹球时，手的虎口处以有紧张感为宜。

五、双手搓球

做法：两手掌心相对，把球夹在掌心，进行单一方向的搓球练习；

也可以双手五指相交，用掌心相互挤压球体，次数和时间不限。

要求：双手上下用力搓球，应先顺时针搓，然后逆时针搓。反之亦可。

六、单手抛球

做法：把球向上抛起，球下落时接住，并且五指要用力握紧球体，借助球的重量和下落的力量刺激手掌穴位，反复进行10次。

要求：这一方法有助于锻炼空间感觉，提高机体的反应能力。不过，在练习初期，应注意安全，以免砸伤腿脚。

七、双球跳跃

做法：把两只球托在手掌中，一球放在四指，一球放在掌根。四指用力推动前球，从外向内跳过另一球进入掌心；同时，掌根向前推动后球，使两球上下滚动跳跃，次数和时间无要求。

要求：练习初期，切勿着急，动作应从慢到快，逐渐增加速度。

八、双球旋转

做法：用单手托两球于手掌，手指用力拨动球体，让两球在掌心顺时针或逆时针转动，次数和时间无要求。

要求：顺时针转动时，两球经拇指、小指依次到食指；逆时针转动时，两球要经大拇指、食指、中指、无名指与小指。

安全提示：健身球练习，要求有耐心，尤其是在初期，切勿做高难度动作，以免因无法掌握球的方向和速度而砸伤自己。

健康提醒：健身球与其他运动配合，效果更好

健身球，是老年人的健身之宝，具有良好的保健养生功效，老年朋友开始练习时可单手持球，熟练后再双手持球，或者一手握双球、三球、四球。玩健身球一定要有耐心、不要操之过急，要循序渐进；不能“三天打鱼，两天晒网”，要做到持之以恒。

需要提醒老年朋友的是，练习健身操，最好能与太极拳配合，也可

与散步、练气功、打太极拳等传统健身项目交替进行，以增强健身的效果。当然，你也可以独树一帜，用脚掌滚动、用脚心压揉、脚趾拨弄或手足并用方法练球，收效也很不错。

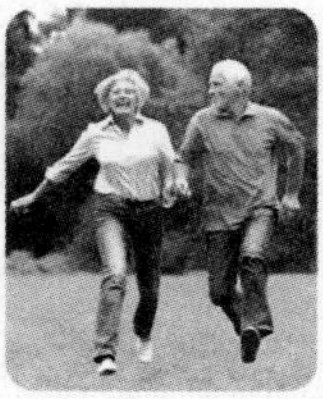

太极拳

太极拳源远流长，博大精深。它渊源于我国远古人防病治病的导引术，如今已经成为老年朋友所喜爱的运动之一。它是一种动静结合、修身养性的运动，自古就被誉为“益寿延年不老春”。

运动保健康

“太极”一词出自《周易·系词》：“易有太极，是生两仪。”太极含有至高、至极、绝对、唯一之意。早在《十三势行功歌》中就有“益寿延年不老春”的提法。而据现代医学研究发现，练习太极拳的好处也是颇多的，具体如下：

一、改善关节的柔韧度

太极拳的动作多以慢速走圆及弧，配上屈腿半蹲式为主，加上重心交替变换，能使各肌肉的肌力及肌耐力得到提高；再配合大幅度的活动，如蹬脚动作，对改善关节的柔韧度非常有帮助。

二、提高心肺功能

练太极拳对呼吸的要求非常高，要自然沉实，通过深、长、细、缓、匀的腹式呼吸能增加胸腔的容气量，使气体得到充分的交换，从而提高各器官的获氧量，使心肺功能得到锻炼。

三、防治消化道疾病

练习太极拳时，各个关节、骨骼、肌肉相互牵引、绞缠、挤压和舒张，内脏又会因腹式呼吸而产生自我按摩的作用；同时，横膈膜的升降幅度也增大，会对肠道的蠕动产生正面的刺激，从而有助于提高消化功能，防治消化道疾病。

四、保持心理健康

练习太极拳，要求心静用意，心无杂念；又要体松，精神集中在意念上；并且太极拳本身就要求刚柔并重，呼吸协调，各器官的获氧量得到提高。所以，经常练习太极拳会使人感到轻松愉快，精神抖擞起来，对老年人的心理健康是非常有好处的。

科学健身法

太极文化博大精深，可修身养性，老年人在不断提高拳艺的同时也陶冶了情操，促进了身心健康。不过，要想练好太极拳，也不是一朝一夕的事，扎实的基础才是根本。下面就给大家介绍一下初学太极拳的技术要求。

一、姿势端正

姿势端正是打好太极拳的第一步，要求上体自然正直，腰脊中正，两肩、两胯自然放松，不可俯仰歪斜，或扭胯、耸肩。任何一个部位不得要领，都会造成错误定型。初学阶段抓住姿势“端正”这一身法非常重要。

二、下肢稳定

要使上体端正舒适，保持下肢稳定很关键。步型、步法既是姿势的一部分，又是整个姿势的基础。如果步子过小过窄，或脚的角度、位置不正确，以及变换动作时虚实不清，都会造成身体重心不稳。

三、舒松自然

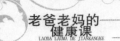

舒松不是软塌无力，而是尽量把动作做得舒展些。初学者往往使用拙力，造成不必要的紧张，甚至僵硬，破坏了姿势动作的端正、稳定。做到舒松自然，应掌握以下精髓：

1. 心静

心静才能体松，体松也才便于心静。两者相辅相成。因此，练拳前，要抛弃一切杂念，将思想全部集中到套路上。

2. 动作飘逸

太极讲求“听之至细，动之至微”，即做到轻起轻落，慢起慢落，点起点落，做到迈步如猫行，运劲如抽丝。

3. 顺应阴阳

每个动作都应顺应自然规律，在规律的架构内活动，既不能不到位，也不能超越界限，掌握好分寸。

4. 慢中求功

演练太极时，一定要以缓慢的速度进行，不以“速度取胜”。

四、动作轻匀

初学时，动作要慢、要柔，用力要轻、要匀，但并不是越慢越好。初学者这样做，易于使动作准确，速度均匀，消除拙力。如果动作不熟练，也可以在姿势之间稍有停顿，体会一下要领，边想边做。

安全提示：练习太极拳之前，进行准备活动是必要的，特别是肩部关节的活动。因为肩关节是可以做动作方向最多的关节，但生活方式和身体老化使得能够很多方向的活动能力都退化了，所以，肩部动作都要拉开到位。

健康提醒：练太极拳时，身体某些部位或全身发抖怎么办

有些老年人在练习太极拳的初期，会出现身体发抖的现象，出现这种情况有两种原因：

一种原因为姿势要领掌握不准，过分追求太极拳的外形和身体的外在表现，使身体紧张，想松不能松，致使身体疲惫造成的。

还有一种原因就是身体不适，阻塞经络的气血运行，使气血大量集聚于一处，强行通过又不能，造成病理性发抖。

第一种原因导致的发抖现象是正常的，由于发抖的存在促使气血冲过阻塞，活络筋血，长此以往，能起到调节身体精血、畅通经络、健康身体的作用。坚持练习，身体的发抖现象会逐渐消除。

正确区分发抖原因，主要看发抖后的反应，练习结束后，如身体轻松，呼吸自然则为正常的发抖现象；若出现劳累，呼吸急促，较长时间不能平复，或身体动作僵硬发抖，则应注意减小运动量。

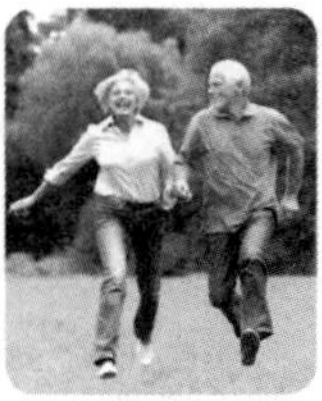

交谊舞

跳交谊舞是一种美好的享受，是有益健康的运动。现在爱好运动，爱好舞蹈的老年朋友越来越多。跳交谊舞对于老年朋友来说，不仅是锻炼身体的方式之一，还可广交朋友，消除孤独感。可谓是一举多得。

运动保健康

交谊舞能够将舞蹈和音乐很好地结合在一起，是有益于老年人身心健康的文化娱乐活动，也是一种适宜的体育锻炼。其好处主要表现在以下三个方面：

一、强身健体，预防疾病

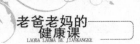

跳交谊舞是一种全身性的运动，可使各器官系统得到良好的锻炼，促进新陈代谢，使心跳、呼吸加快，心脏输出更多的血液到全身；增加关节灵活性，使肌肉强壮；增进食欲，促进胃肠蠕动，提高消化吸收能力，对防治高血压病、冠心病、骨关节病、肥胖症、便秘等都有好处。

二、促进心理健康

在欢快、悠扬、动听的音乐旋律中翩翩起舞，会使人觉得精神愉快，心旷神怡，让老年人似乎又找到了年轻时候的感觉；在欢快的气氛中，还可消除大脑的疲劳和心理紧张，使全身感到轻松和协调。另外，跳舞还能增加朋友之间的友谊，消除孤独、寂寞感。

三、提升自身仪态和气质

老年人在跳舞的过程中，不由自主地挺胸收腹，长此以往，走起路来就显得与众不同，风度翩翩，拥有优雅的风度和气质，让老年人的晚年生活更加精彩。

科学健身法

悦耳的乐曲，轻快的舞步，在这优美的环境中，翩翩起舞，对老年人身体健康很有益处。那么，交谊舞怎样跳才能够更健身呢?

一、场地要求

跳舞时，要选择宽敞、空气新鲜的场地，人不能过多。因为跳舞时，人体的耗氧量增多，新鲜的空气更有利于健身。

二、地面要求

老年人腿脚没有年轻人利索，所以对跳舞的地面要求也比较高，不宜选在粗糙的水泥地、纹砖地上跳舞，以免扭伤脚踝。应选择平整光滑的地面，这样的地面更有助于表现舞蹈的平衡、稳定和流动感，大理石、细水泥和瓷砖地都是合适的选择。

三、掌握好跳舞节奏

老年人跳舞节奏不宜太快，慢三、慢四强度不大，比较适合老年人；快四、快三等舞蹈运动较为剧烈，会使呼吸急促，心率加快，血压骤升，易诱发或加剧心血管疾病，老年人最好不要选择这样的舞蹈。

四、做好跳舞前的准备

跳舞前，做好充分的准备，是防止受伤的最好方法。跳前应充分做好膝、胯、肩、踝等关节的活动，做做伸展运动。另外，跳舞的时候也应由缓入急，由慢及快，循序渐进，不可操之过急。

五、选择合适时间

老年人跳交谊舞适合选择在早晨8：00～9：00或傍晚5：00～6：00，因为这两个时段，空气质量较好，温度比较适中，便于老年人活动。

六、跳舞时间限制

每次跳舞的时间应控制在1小时以内，时间不要过长，不宜过于疲劳，否则就适得其反了。如果非常痴迷跳舞，应该跳15分钟休息一下，然后再继续。

七、跳舞的禁忌

1. 不可贪凉

跳舞会使身体出汗，老年人在早、晚跳舞时，不要穿太多衣服，跳舞后应披上外衣，以防感冒引发其他疾病。

2. 不可穿硬底鞋

舞场地面光滑，穿硬底鞋易滑倒，导致扭伤或骨折。另外，硬底鞋弹性差，地面反作用力大，也容易对腿肌腱和关节组织造成损害。

3. 不可饱腹起舞

老年人的消化机能差，饱腹起舞会影响消化功能，引发胃肠道疾病。

4. 不可酒后起舞

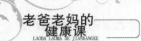

酒能刺激大脑，使心跳加快、血管扩张，酒后起舞会诱发心绞痛等疾病。

安全提示：老年人跳舞幅度不宜过大，因为老年人肌肉萎缩，韧带弹性下降，关节活动不灵活，突然的大幅度转腰、转髋、下腰、扭颈等动作，容易发生关节、肌肉损伤，甚至骨折。

健康提醒：不适合跳舞的人群

跳舞对于老年朋友来说，不仅是锻炼身体的方式之一，还可广交朋友，消除孤独感。因此，即使在冬天，也不乏老年人舞动的身影。但并不是所有的人都适合跳舞。

身体不舒服的人。有的老年人，即使患了感冒，身体不舒服，还要坚持跳舞，他们认为跳舞出汗，就可以缓解病情，其实，患感冒后，应多喝水、多休息，这样才利于恢复。

病情不稳的人。应积极治疗，不可跳舞。如心血管疾病患者，在病情未得到控制时，跳舞容易引起血压升高，发生心肌梗死或者猝死等意外。

胃下垂、疝气、脱肛的人，跳舞有可能会因跳舞加重症状。

患有耳源性眩晕、颈椎综合征等头晕的人，跳舞容易摔倒，严重者还可能发生骨折。

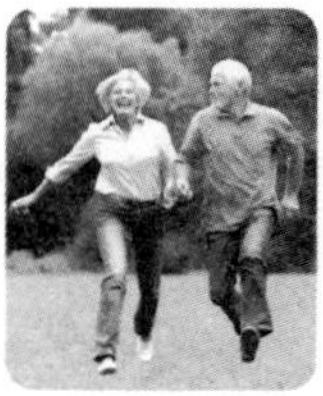

游泳

游泳是一项柔中带刚、刚中带柔的运动。它可以让人直接感受到大自然中的阳光、空气的洗礼，在水的世界中遨游，令人心旷神怡，从而在游泳中促进身心健康，延缓衰老，益寿延年。

运动保健康

随着人们生活水平的不断提高，很多老年人开始热衷于游泳锻炼。这项运动方式已逐渐成为一种时尚。医学界也把游泳作为医治某些慢性病的方法，对于老年人健康起着重要的作用。

一、提高肌肉系统能力

游泳是一项全身参与的运动，比其他运动需要更多的肌肉群参与代谢供能。人在水中游泳时，需要克服较大的阻力，加上游泳又是周期性的运动，所以，坚持锻炼有利于提高肌肉的力量、速度、耐力和关节的灵活性。

二、改善呼吸系统机能

人在水中受到的压力要远远大于在空气中，在游泳时，由于胸腔和腹腔在水中受到的压力增大，就使得呼吸肌用更大的力量进行呼吸。因此，经常游泳可增大呼吸肌的力量，提高呼吸系统机能。

三、改善心血管系统功能

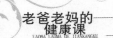

在游泳时，克服水的阻力需要更多的能量，致使心率加快，血输出量增大。坚持游泳锻炼，会使心肌收缩有力，心率减慢，对改善心血管系统的功能有一定帮助。

四、防治疾病

地面的温度和水中的温度会有一定的差异，长期进行游泳锻炼，能增强机体抵御寒冷、适应环境的能力，有效预防感冒等疾病，使身体日益强壮。另外，游泳还可以作为运动处方，治疗一些慢性疾病，如慢性肠胃病、慢性支气管炎、哮喘等。

科学健身法

游泳对人的新陈代谢、体温调节、呼吸系统、心血管系统都有积极作用。尤其是那些年龄较大，有关节炎，不便参加慢跑、登山等运动的老人，游泳更是个合适的项目。不过，老人游泳也要讲究方法，不能过于疲劳。

一、运动量不宜过大

老年人游泳时，除与他人保持一定距离外，还需注意适当的负荷强度。控制运动强度最简便的方法就是测试心率反应。具体方法是：当游泳结束时，或每游一定距离时，立刻测试脉搏跳动次数，即可反映心率变化。

一般来说，老年人游泳时最适宜的强度应是心率控制在 90 ~ 100 次/分，超过这一范围，需进行必要调整。身体健康的老年人，强度可稍高一些；身体虚弱者最好不要超过这个范围。老年女性要考虑到妇女的身体特点，尽量低于上述要求为宜。

二、水温不能太低

多数老年人心血管调节功能较差，水温太低会加重心脏负担，甚至引发意外。一般游泳的水温不能低于 18℃。另外，老人在水中的时间不能过长，因为水的传热快，而老年人的产热功能较弱，时间过长会影响体温调节功能。通常，老年人在水中慢走、慢游 15 分钟左右，就应该上岸休息一会儿。

三、游泳前做好准备活动

在入水之前，应做好充分的准备活动，使韧带、肌肉、关节及内脏器官和神经系统有所准备，以便适应水中的环境。此外，不要一下子跳入水中，应用水先拍打前胸后背，再缓慢入水。入水后，不应马上开始剧烈运动，先在水中站立或行走，然后再开始。

四、过饥、过饱不可游泳

过饥、过饱游泳都容易发生危险，影响老年人身体健康，饥饿游泳易发生低血糖；过饱游泳不仅影响胃肠供血，且会因腹压增高而发生急腹症。

五、选择安全游泳地点

老年人进行游泳运动最好选择在游泳馆里，不要去江河湖泊中游泳，以免发生事故。

安全提示：游泳对心肺功能要求较高，老年人在游泳前，须经医生检查身体，并征求医生意见，制订运动方案。患有严重的高血压、肺结核、中耳炎、心血管疾病等的老年人，都不宜参加游泳，以免发生意外。

健康提醒：游泳除危方法

游泳是一项美妙的运动，既能享受到充足的阳光浴，也能与水肌肤相亲，真是一种美的享受。不过，令人扫兴的是，在游泳过程中，经常会碰到一些“雷区”，下面就教大家几招化险为夷的方法。

一、呛水

游泳的时候，发生呛水是很平常的事情。呛水时不要惊慌，调整好呼吸，即可防止继续呛水。

二、肌肉痉挛

游泳中常会发生肌肉痉挛的情况，以腿部抽筋为多见。这主要是因为没做好入水前准备，或受冷水刺激，或过于疲劳所致。

发生抽筋时，若在浅水区，应立即站立并用力伸蹬，或用手把足拇指往上掰，同时按摩小腿。如在深水区，可采取仰泳姿势，保持抽筋的腿伸直不动，稍有缓解时，用手和另一条腿游向岸边，再按上述方法处理。

三、腹痛

有人在游泳时，会发生腹痛。这通常是因水温较低或腹部受凉所致。所以，入水前应充分做好准备，如用手按摩腹脐部数分钟，用少量水擦胸、腹部及全身，以适应水温。如在水中发生腹痛应立即上岸，并注意保暖，还可服用藿香正气水，腹痛就会渐渐消失。

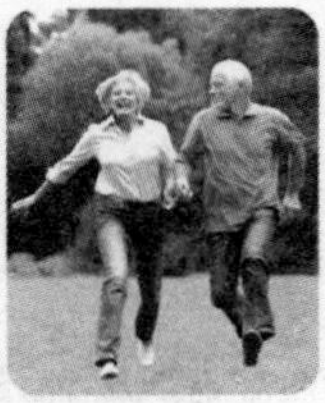

爬山

“会当凌绝顶，一览众山小。”爬山运动能让人欣赏到别样的风情，将万物踩在脚下，是何等的气派，何等的风光。这也是许多老年朋友痴迷爬山运动的原因所在。在享受美丽风景的同时，又达到了锻炼身体的目的，何乐而不为呢？

运动保健康

住在城市里的老人，利用闲暇时间，远离城市的喧闹，去郊外爬山，既能享受美丽的美景，又能健身，对身体健康非常有益处。具体表现如下：

一、增强肢体灵活度

爬山不像走平坦的水泥马路，山道坎坷不平。经常爬山，对改善人体的平衡功能、增强四肢的协调能力有很大的帮助，还可使人体肌纤维增粗、肌肉发达，肢体灵活度增强。

二、改善心肺功能

山中的绿化面积远远超过城市的绿地面积，人们在山中行走，空气清新，氧气充足，对改善肺通气量、增加肺活量、提高肺的功能很有益处，同时也有助于增强心脏的收缩能力。

三、消耗脂肪，减肥瘦身

人们体内的糖代谢属于有氧代谢，而山中因空气稀薄，人体内大部分转为无氧代谢，加之爬山的运动量大，能大量消耗人体内聚集的脂肪组织，有利于减肥瘦身。

四、延缓衰老，延年益寿

人体的正常代谢中会产生出一种叫自由基的有害物质，它能破坏人体细胞膜，溶解正常细胞，导致人体组织的衰老，甚至变异。而山中的氧气负离子可有效结合自由基，使之排出体外，从而延缓衰老。

科学健身法

爬山运动虽然对老年朋友有诸多好处，但是爬山毕竟是一项强度相对较大的运动，所以，老年人爬山时，一定要讲究方法和技巧，保证自身安全。

一、准备活动

登山前要做好充分的准备运动。老年人在登山之前，做一些热身运动是很有必要的。利用10分钟做一些肌肉伸展运动，尽量放松全身肌肉，这样攀登时会觉得更轻松。

二、携带物品

根据路程的远近和登山时间，准备适量的食品、水。另外，最好带一些创可贴和风油精，以备不时之需。

三、太阳出来后再爬山

冬天和有雾的天气，天亮得晚，老人视力又不好，此时出门，易发生危险。如是大雾天，空气中有害气体含量高，爬山时呼吸急促，易吸入有害气体。冬天的话，早晨气温最低，室内外温差大，突然受到冷空气刺激，易发生血管痉挛，诱发心绞痛、心肌梗死。因此，应在太阳出来后再爬山。

四、随时补充水分

早晨是血液黏稠度最高的时候，也是心脑血管疾病发病的高峰时段。爬山前喝一杯水可稀释血液，减轻运动时缺水的程度。在爬山过程中，也要随时补充水分，最好喝一些含有糖分及电解质的饮料，有助于缓解疲劳。

五、循序渐进

一开始爬山的时候，速度和强度不应过大，慢慢增加强度，爬山的高度和时间应依自己体力而定。坡度不宜过大，速度不宜过快，时间不宜过长，以身体没有不良反应、无明显气喘为好。如出现心慌、胸闷、出虚汗等，应该停止运动。

六、防止摔跤

老年人腿脚不太灵便，容易摔跤，特别是在下山的时候，更应该注意，控制好自己的脚步，切不可冲得太快，这样很容易受伤。同时，注意放松膝盖部位的肌肉，绷得太紧会对腿部关节产生较大的压力，使肌肉疲劳，最好能够拄一根拐杖。

七、防止迷路

老年人爬山要选择有路标的、人常走的线路，避开悬崖峭壁和那些没有人走的山林。上山时间不要太早，下山时间不要太晚。最好带上通信工具，如手机，万一发生意外便于与外界联系。

八、因人而异

爬山运动并非人人适宜，若患有心脏病，最好不要爬山。因为爬山会使血液循环加快，加重心脏负担，易诱发心绞痛、心肌梗死。另外，患有高血压、肺气肿、癫痫、眩晕症的人，也不宜爬山。

安全提示：为预防意外的发生，最好结伴而行，相互有个照应。要找一些坡度不大的山慢慢爬，中途多休息，并做好预防措施，如带上抢救药等；发生急性扭伤时，切忌局部按摩或立即热敷，可冷敷 30 分钟，便能达到消肿止痛的作用。

健康提醒：糖尿病患者更适合爬山

适合糖尿病患者的运动疗法有很多，如散步、跑步、爬山等。其中爬山是较为理想的运动。因为运动疗法为的是提高免疫能力，避免并发症；消耗多余热量，促进减脂，增加对胰岛素的敏感性，减少口服降糖药物的用量；促进身体组织对糖的作用，尤其是肌肉、骨骼对葡萄糖的摄取能力，恢复细胞对糖的吸收，使血糖、血脂下降。

而爬山运动可提高腰、腿部的力量，以及行进的速度、耐力、身体的协调平衡能力等身体素质，有助于加强心、肺功能，增强抗病能力。所以说，糖尿病人更适合爬山，更应该多参加爬山运动。

第五课
老爸老妈的营养饮食

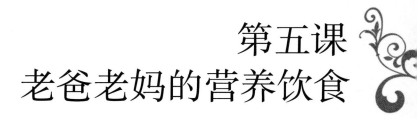

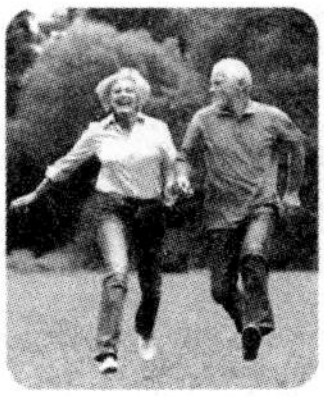

牛奶对老年人最有益

老年人的膳食营养特别要注意，食物选择和制作要适合老年人胃肠功能，要容易消化吸收，选择蛋白质、微量营养素丰富并吸收率高的食物，特别是牛奶。牛奶中含有丰富的钙、维生素D等，消化率可高达98%，是其他食物无法比拟的。

食之有方

牛奶含有丰富的钙。钙不仅可以改善骨质疏松，还可以帮助稳定和降低血压，对调整老年人的精神情绪和睡眠也有一定帮助。牛奶是维护老年人营养的首选食品。那么，老年人该如何正确的喝奶呢？

一、不要空腹喝奶

牛奶中含有乳糖，空腹饮用牛奶，会使未被消化的乳糖进入肠道，易导致肠鸣、腹胀、腹泻。因此，喝牛奶前要先吃点东西，以降低乳糖浓度，防止上述不良现象发生。

二、牛奶最好晚上喝

睡前喝牛奶有利于人体对钙的吸收利用。睡前喝牛奶，牛奶中的钙可缓慢地被血液吸收，整个晚上血液中的钙得到了补充，维持平衡，不必再溶解骨中的钙，防止了骨流失、骨质疏松症，所以睡前喝牛奶好。

三、牛奶不能与药同服

牛奶能够明显地影响人体对药物的吸收速度，使血液中药物的浓度较相同的时间内非牛奶服药者明显偏低。用牛奶服药，还容易使药物表面形成覆盖膜，使牛奶中的钙与镁等矿物质离子与药物发生化学反应，生成非水溶性物质，这不仅降低了药效，还可能对身体造成危害。所以，在服药前后各 1 ~2 小时内最好不要喝牛奶。

四、牛奶要喝温的

牛奶温度过低，不利于营养素的吸收；特别是不能饮用冰牛奶，因为冰牛奶中的蛋白质与脂肪分离，大大降低了蛋白质的消化吸收率。而过烫的牛奶又容易烫伤口腔黏膜。因此，还是饮用温牛奶最为适宜。

五、牛奶与巧克力不能同食

有人以为，既然牛奶属高蛋白食品，巧克力又是高热量食品，二者同时吃一定大有益处。事实并非如此。液体的牛奶加上巧克力会使牛奶中的钙与巧克力中的草酸发生化学反应，生成“草酸钙”。于是，本来具有营养价值的钙，变成了对人体有害的物质，从而导致缺钙、腹泻、毛发干枯、易骨折以及增加尿路结石的发病率。

六、牛奶加糖要适量

加糖是为了增加碳水化合物所供给的热量，但必须定量，一般是每 100 毫升牛奶加 5 ~8 克糖，最好是蔗糖。蔗糖进入消化道被消化液分解后，变成葡萄糖被人体吸收。葡萄糖甜度低，用多了又容易超过规定范围。

另外，把糖与牛奶加在一起加热，这样牛奶中的赖氨酸就会与糖在高温下（80 ~100℃）发生反应，产生有害物质糖基赖氨酸。这种物质不仅不会被人体吸收，还会危害健康。因此，应先把煮开的牛奶晾到温热（40 ~50℃）时，再将糖放入牛奶中溶解。

饮食禁忌：

牛奶虽然营养，但喝起来也有讲究。未必人人适应牛奶，以下几种人不宜喝牛奶，否则不利于恢复健康。

一、返流性食管炎患者

牛奶有降低下食管括约肌压力的作用，从而增加胃液或肠液的返流，加重食管炎。

二、肠道易激综合征患者

这是一种肠道功能性疾病，特点是肠道肌肉运动功能和肠道黏膜分泌黏液对刺激的生理反应失常，而无任何肠道结构上的病损，症状主要与食物过敏有关，其中包括对牛奶及其制品的过敏。

三、胆囊炎和胰腺炎患者

消化牛奶中的脂肪，必须供给胆汁和胰腺酶，牛奶加重了胆囊与胰腺的负担，结果使症状加剧。

四、经常接触铅的老年人

牛奶中的乳糖可促使铅在人体内吸收积蓄，容易引起铅中毒，因此，经常接触铅的老人不宜饮用牛奶，可以改饮酸牛奶，因为酸牛奶中乳糖极少，多已变成了乳酸。

五、牛奶过敏者的老年人

有人喝牛奶后会出现腹痛、腹泻等症状，个别严重过敏的人甚至会出现鼻炎、哮喘或荨麻疹等。

食之有道

中医认为，牛奶味甘、性微寒，具有生津止渴、滋润肠道、清热通便、补虚健脾等功效。把牛奶加工，或和其他食物一起进行调配，可制成各种牛奶饮食。

一、鲜奶玉液

用料：粳米 60 克，炸胡桃仁 80 克，生胡桃仁 45 克，白糖 12 克，牛奶 200 毫升。

做法：

1. 把粳米洗净，浸泡 1 小时捞出，滤干水分，和胡桃仁、牛奶加少量水搅拌磨细，用漏斗过滤取汁，将汁倒入锅内加水煮沸。

2. 加入白糖搅拌，待全溶后滤去渣，取滤液倒入锅内烧沸即成。

作用：补脾肾，润燥益肺。

适宜人群

慢性支气管炎、性功能低下、老年便秘患者的膳食。适用于咳嗽、气喘、腰痛及津亏肠燥便秘等患者。

适用节气

秋季喝最好。

二、羊肉奶羹

用料：羊肉 250 克，生姜 20 克，山药 100 克，牛奶 250 毫升。

做法：

将羊肉洗净切成小块，生姜切成片，一起放进砂锅，加水适量，用文火炖 7 ~ 8 小时，搅匀，去除未烂残渣，留羊肉汤，加入切片山药，煮烂，再倒入牛奶，烧开即可。

作用：温中补虚，益精补气。

适宜人群

一般人均可食用，特别适合于病后（产后）肢冷、疲倦、气短等症者。

适用节气

一年四季均可食用，冬季最佳。

三、牛奶西红柿

用料：鲜牛奶 200 克，西红柿 2 个，鸡蛋 3 个，淀粉、细盐各适量，胡椒粉、绿菜叶、油、白糖各少许。

做法：

1. 将西红柿洗净，切成月牙块；淀粉用鲜牛奶调成汁；鸡蛋煎成荷包蛋，待用。

2. 锅内放油少许，油热后放入切好的西红柿，翻炒几下，加细盐适量，随后把调好的牛奶汁倒入锅内，搅匀。

3. 将荷包蛋摊在锅里，加少许白糖、胡椒粉，用小火炖 3 分钟，再加味精少许，翻炒一下，出锅装盘。

4. 用新鲜的绿色蔬菜叶少许，切碎撒在盘上，点缀一下即可。

作用：味道鲜美，凉血通便。

适宜人群

一般人均可食用。

适用节气

最好是夏秋两季。

四、牛奶粥

用料：鲜牛奶 250 毫升，大米 60 克，白糖适量。

做法：

先将大米煮成半熟，去米汤，加入牛奶，文火煮成粥，加入白糖搅拌，充分溶解即成。

作用：补虚损，健脾胃，润五脏。

适宜人群

适用于虚弱劳损、气血不足、病后虚羸、年老体弱、营养不良等症者。

适用节气

一年四季均可食用。

健康提醒：如何选购牛奶

牛奶是一种可以伴随人类一生的食品，如何选购及正确饮用也值得注意。以下介绍几种简易的鉴别牛奶新鲜度的方法。

方法一，感官鉴别。新鲜牛奶呈乳白色或稍带微黄色，有新鲜牛乳固有的香味，无异味，呈均匀的流体，无沉淀，无凝结，无杂质，无异物，无黏稠现象。

方法二，将牛奶滴入清水中，若化不开，则为新鲜牛奶；若化开，就不是新鲜牛奶。若是瓶装牛奶，只要在牛奶上部看到稀薄现象或瓶底有沉淀的，则都不是新鲜奶。

方法三，煮沸试验法。取一部分样品放在试管中，置沸水中5分钟观察，如有凝结或絮状物产生，则表示牛奶不新鲜或已变质。

此外，还需注意区别纯牛奶与含乳饮料。纯牛奶也叫鲜牛奶、纯鲜牛奶，从产品的配料表上，可以看到这种产品的配料只有一种，即鲜牛奶。含乳饮料允许加水制成，从配料表上可以看出，这种牛奶饮品的配料除了鲜牛奶以外，一般还有水、甜味剂、果味剂等，而水往往排在第一位。国家标准要求，含乳饮料中牛奶的含量不得低于30%，也就是说水的含量不得高于70%。因为含乳饮料不是纯奶做的，所以其营养价值不能与纯牛奶相提并论。

生活小窍门：

牛奶保存法

牛奶营养丰富、容易消化吸收、物美价廉、食用方便，是最“接近完美的食品”，人称“白色血液”，是最理想的天然食品。保存牛奶要要注意以下几点：

1. 不要让牛奶曝晒阳光或照射灯光，日光、灯光均会破坏牛奶中的数种维生素，同时也会使其丧失芳香。

2. 牛奶放在冰箱里，瓶盖要盖好，以免其他气味串入牛奶里。

3. 鲜牛奶应该立刻放置在阴凉的地方，最好是放在冰箱里。

4. 过冷对牛奶亦有不良影响。当牛奶冷冻成冰时，其品质会受损害。因此，牛奶不宜冷冻，放入冰箱冷藏即可。

5. 牛奶倒进杯子、茶壶等容器，如没有喝完，应盖好盖子放回冰箱，切不可倒回原来的瓶子。

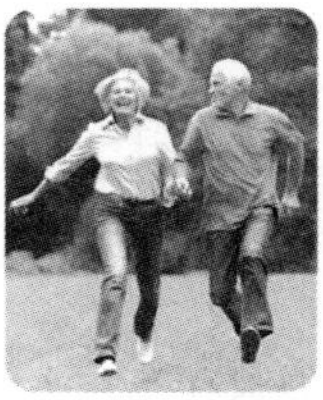

猪血，老年人的保健食品

猪血富含维生素 B_2、维生素 C、蛋白质、铁、磷、钙、尼克酸等营养成分，素有“液态肉”之称。老年人常吃猪血，能防治老年痴呆、失眠，延缓机体衰老，耳聪目明。猪血因价廉物美，堪称“养血之王”。

食之有方

猪血的营养十分丰富，素有“液态肉”之称。据测定：每100克猪血含蛋白质16克，高于牛肉、瘦猪肉蛋白质的含量，而且易被人体消化吸收。这么好的食物老年人该怎样食用呢？

一、猪血与菠菜同食能养血、止血

猪血含有丰富的蛋白质和矿物质铁元素，具有生血功能，而菠菜含有丰富的维生素 C、胡萝卜素，味甘、性凉，有养血、止血、敛阴、润燥的功效。猪血配菠菜有养血、润燥、敛阴、止血的功效，适合于血虚肠燥、贫血以及出血等病患者食用。

二、猪血不宜与黄豆同吃

猪血与黄豆同食，会引起消化不良。

三、猪血忌与海带同食

猪血与海带同食，极容易导致便秘。

猪血的吃法，可根据各人的口味，做成各种保健菜肴，如美味鲜嫩的蒸猪血；将猪血凝块煮熟制成血豆腐汤；用猪血灌成血肠等。在制作猪血时，注意不要让凝块破碎，烹调时最好用葱、姜、辣椒等作料，用以压味。

另外，老年人由于牙齿脱落而有咀嚼困难，加之消化功能的减退，食物往往不能被充分消化吸收，容易患营养不良，而猪血便于咀嚼，容易消化吸收。所以，老年人常食猪血既有营养，又能强身健体。

饮食禁忌：

任何食物都有其对人体有利的一面，也有对人体有害的一面，同样，猪血也不是人人都适合吃的。

一、腹泻患者

现代医学研究发现，猪血中的蛋白质经胃酸分解后，可产生一种消毒及润肠的物质，从而有利于粪便的排出，因此，腹泻的患者不宜食用。

二、做大便检查的人

正常大便的颜色呈黄绿色或黄褐色，食用猪血后，大便的颜色就会略带黑色，这是正常的表现。而消化道出血的患者即使不食用猪血，大便也会呈现柏油色。一旦这类患者食用猪血，就会为诊断带来困难，因此，准备做大便检查的人，在检查的头三天，就应禁止吃猪血。

食之有道

猪血，又称液体肉、血豆腐和血花等，性平、味咸，是老年朋友最理想的补血佳品。要吃猪血，就要先学会做几道可口的美食。

一、猪血汤

用料：猪血 300 克，猪肝 50 克，花生米 50 克，大茴香 2 个，细盐 4 克，白胡椒粉少许，葱白一段，陈醋 10 毫升。

做法：

1. 将猪血、猪肝洗净，猪血切成 1 厘米见方的薄片，猪肝切成 3 厘米宽、4 厘米长的薄片。

2. 将花生米洗净，用温开水浸泡 1 小时，捞出盛碗内备用；炒锅内放入 10 克清油加热后，将大茴香、葱白（切碎）放入，直至炸黄透出香味。

3. 将猪血块、猪肝片放锅内炒熟；加入开水 1000 毫升，煎煮 10 分钟。

4. 将花生米放入，再煮 10 分钟；加入细盐、白胡椒粉、陈醋，化开后起锅。

作用：适用于贫血所致的头目眩晕、面色萎黄、心悸气短、食欲减退、疲倦无力等症。

适宜人群

一般人均可食用，尤其是老年人。

适用节气

一年四季均可食用，春季食用最佳。

二、洋参猪血豆芽汤

用料：西洋参 15 克，新鲜猪血 250 克，大豆芽（去根和豆瓣）250 克，瘦猪肉 200 克，生姜 2 片，盐少许。

做法：

1. 将所有材料用清水洗干净。西洋参和瘦猪肉切成片状，生姜去皮切片。

2. 瓦煲内放入适量清水，用猛火煲至水滚。

3. 然后放入全部材料，改用慢火继续煲一小时左右，加入盐调味，即可食用，一日一次。

作用：可养神、补血，有助于保持精力充沛，眼睛明亮健康。

适宜人群

免疫力低下患者。需要提高免疫力的人适合食用，腹泻、胃有寒湿、脾胃虚弱之人则忌食。

适用节气

秋冬季节进食比较好。

三、熘双色豆腐

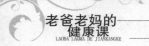

用料：豆腐（北）300 克，猪血 150 克，韭菜 100 克，青辣椒 80 克，盐 3 克，白砂糖 15 克，白酒、淀粉各 5 克。

做法：

1. 豆腐切片，入滚水中氽一下去除豆腥味，取出；猪血切片，入滚水中煮 3 分钟，去膻腥味，捞出；韭黄、辣椒各切段。

2. 锅中水烧开，放入豆腐片、猪血片煮 5 分钟。

3. 加盐、糖、白酒调味，以太白粉水勾芡。

4. 撒上韭黄、辣椒盛盘。

作用：补肾温阳，润肠通便，益肝健胃。

适宜人群

一般人均可食用，脾胃消化功能差的人应少食。

适用节气

一年四季均可食用。

四、冬菜猪血汤

用料：猪血 500 克，冬菜 50 克，小白菜 100 克，大葱 25 克，香油、盐、味、料酒各适量。

做法：

1. 猪血洗净，放入开水锅内焯一下，捞出；切成 5 厘米长、3 厘米宽、1 厘米厚的片。

2. 葱切细丝，小白菜去蒂，洗净备用。

3. 锅放在火上，倒入鲜汤，下入冬菜，煮 10 分钟后倒入猪血，同煮几分钟。

4. 再加入小白菜、葱丝、精盐、料酒、味精、香油，待烧开后盛在大汤碗中即成。

作用：养血补血。

适宜人群

一般人均可食用，尤其适合血虚之人食用。

适用节气

一年四季均可食用。

健康提醒：怕冷，多吃猪血

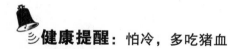

很多老年人都怕冷，还没到冬天，就把自己全面武装了，可还是手脚冰凉，尤其是女性，有些老年朋友认为这是上了年纪的缘故。其实不然，导致怕冷的原因有很多，其中，铁的摄入量不足是重要原因之一。

因此，怕冷的老年朋友可以适当多摄入一些含铁丰富的食物，比如动物的血液和肝脏等。动物性食物中的铁是血红素铁，容易被人体吸收利用。特别是动物的血液，更应该多吃，因为动物的血液铁的吸收率可高达22%以上。另外，植物性食物中也含有一定量的铁，如海带、芝麻、黑木耳等，虽然含铁也较高，但吸收率较低，通常多在10%以下。

生活小窍门：

如何挑选质量好的猪血

虽然猪血营养非常丰富，但是很多人却不敢吃猪血，这是因为猪血在收集的过程中非常容易被污染。另外，目前市场上，有一些不法的商贩制造假猪血，坑害消费者。那么，如何才能吃得上放心猪血呢？

健康的猪血颜色正，且新鲜，无夹杂猪毛和杂质，质地柔软，非病猪之血为佳。如果是血肠要看肠衣是否处理干净。切记，颜色过暗的猪血不要购买。如果你对市场上的猪血不放心，最好购买经过灭菌加工的盒装猪血，还可以通过卖家的卫生程度和信誉度来判断。

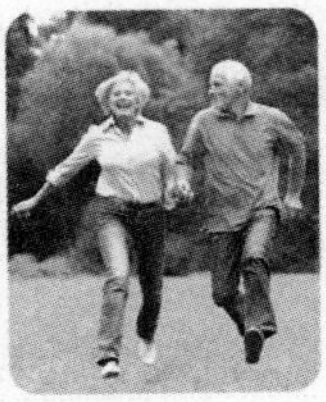

老年人常食蜂蜜有益健康

一般人都知道蜂蜜是一种天然食品，能美容养颜、抗衰老。其实，蜂蜜的好处远不止这些。蜂蜜中的蜜糖不含脂肪，大部分由单糖组成，可被人体直接吸收，非常适宜老人食用，还可以防治咳嗽、失眠、消化不良、便秘、血管疾病等，因此，蜂蜜被誉为“老年人牛奶”是当之无愧的。

食之有方

蜂蜜是含有多营养素的食物，包括矿物质、氨基酸、维生素、铁、镁、钙、锌等。老人常吃蜂蜜，可迅速补充体力，也可增强对疾病的抵抗力，但是，怎样吃蜂蜜效果更好呢？

一、不可多服

由于蜂蜜中的葡萄糖、果糖属于单糖，可直接被人体吸收，所以一次进食量过大，就易引起血糖升高。

食用蜂蜜的一般剂量是：成年人每天食用 60 ~ 100 克，最多不超过 200 克，分早、中、晚三次食用。用于治疗时，2 个月为一个疗程，即可收到明显效果。正常情况下，用于治疗时用量稍大一点，保健时用量适当小一点。

二、不宜加热服用

食用蜂蜜，不可用开水冲或高温蒸煮，否则，会破坏蜂蜜中的营养物质，蜂蜜中的酶失活，颜色变深，香味挥发，味道改变。所以，蜂蜜最好用60℃的温开水或凉开水稀释后食用。尤其是在夏季，用冷开水冲服，能消暑解热。

三、食用的最佳时间

吃蜂蜜的最佳时间在饭前1～1.5小时或饭后2～3小时食用较适宜。但对有胃肠道疾病患者，则另当别论。

一般肥大性胃炎或胃酸过多，尤其是胃和十二指肠溃汤的患者，应在饭前1.5小时食用温蜂蜜水；而胃酸缺乏或萎缩性胃炎的患者，宜食用冷蜜水后，立即进食。

四、食物的相克

蜂蜜在食用时，应注意不能与豆腐、韭菜同食。豆腐味甘咸、性寒，能清热散血，与蜂蜜同食易导致腹泻；韭菜含有丰富的维生素C，容易被蜂蜜中的矿物质铜、铁等离子氧化而失去作用；另外，蜂蜜与韭菜都有通便作用，同食易引起腹泻。

食用禁忌：

蜂蜜被称为是“老年人牛奶”，可见其营养丰富。但是以下两种人是不适合食用蜂蜜的，应引起注意。

一、糖尿病发作期的患者

蜂蜜中约含有80%的糖类，其中约45%是无须经过消化就可以直接被人体吸收得葡萄糖，5%左右为不易消化吸收的蔗糖。食用蜂蜜后，糖被人体吸收得过快，对血糖的影响很大。因此，糖尿病患者在血糖和尿糖还没有得到控制的情况下，是不宜吃蜂蜜的，以免加重病情。

二、腹泻的患者

蜂蜜性质温和，微凉，所以是很多人都能吃的滋补品，尤其适合易上火、常便秘的人；但是对于胃寒、易腹泻的人来说，就会使症状加重，因此，应谨慎食用。

食之有道

蜂蜜的营养价值很高，对老年人强身健体、延缓衰老有重要的作用，下面就为老年朋友推荐几种蜂蜜的食谱。

一、蜂蜜烧茄子

用料：长茄子 3 个，黄酱、肉末儿、蜂蜜、盐、鸡精、油、葱、姜、蒜、香菜末儿各适量。

做法：

1. 茄子洗净，中间划几刀，注意不要划断，用盐腌渍。

2. 锅内放少许油，将茄子煸炒至软。

3. 锅内放油，煸香葱姜，放入肉末儿煸香，放入黄酱，煸出浓香，加入茄子和少许水，水一点点加，直到茄子入味。

4. 不用加糖，出锅放入蜂蜜和少许蒜茸，撒香菜末儿即可。

作用：清热解暑。

适宜人群

一般人均可食用。

1. 容易长痱子、生疮疖的人尤为适宜。

2. 腹泻的人不宜食用。

适用节气

夏季食用最好，有利于去暑。

二、蜜爽绿豆奶茶

用料：绿茶包 1 个，或散装绿茶 5 克，绿豆 50 克，牛奶 100 毫升，蜂蜜适量。

做法：

1. 绿豆洗净，倒入锅中，加冷水用大火加热；水沸腾后，继续用大火煮 2 分钟，待汤色呈碧绿色，将绿豆汤倒入放置了绿茶包的碗中，用手拎起茶包，反复拉动，使汤中茶味浓香。

2. 在锅中剩余的绿豆中，加入清水，水量是绿豆的 5 倍，继续用大火煮；水开后调成中小火，将绿豆煮烂出沙，冷却后备用。

3. 待绿豆汤冷却后，倒入牛奶，调入蜂蜜搅匀后，倒入杯中，加入冷却后的绿豆沙即可。

作用：清热去火，解渴。

适宜人群

一般人均可食用。

1. 适宜高血压患者食用。

2. 脾胃虚寒、泄泻者慎食。

适用节气

适合夏季食用。

三、蜜汁葫芦

用料：猪板油300克，蜂蜜约200克，青、红丝各15克，鸡蛋2个。

做法：

1. 猪板油切成条，沾上干淀粉，搓成圆条。

2. 面粉用温水和成面团，放开水烫一下倒出，拌成团。

3. 再放开水烫一下后倒出，如此反复3次后，磕入鸡蛋调成糊。

4. 板油条蘸匀鸡蛋面糊入花生油锅中炸，呈葫芦状时捞出。

5. 蜂蜜熬至色深，放入“葫芦”，挂匀蜂蜜，装盘，撒上白糖和青红丝即成。

作用：补中润燥，解毒。

适宜人群

一般人均可食用。

1. 适宜便秘患者、高血压患者、支气管哮喘患者食用。

2. 不适宜糖尿病患者、脾虚泻泄者食用。

适用节气

一年四季均可食用。

四、蜜切莲子

用料：莲子500克，猪油（炼制）20克，冰糖50克，蜂蜜20克，香蕉水适量。

做法：

1. 把莲子放入大碗内用开水泡软，挑净杂质。
2. 另换开水上屉用旺火蒸至熟烂，取出控水待用。
3. 锅内放冰糖炒好，添上开水，放入蜂蜜，待蜂蜜溶化。
4. 撇净浮沫，放入蒸好的莲子，用小火慢煨。
5. 约20分钟，汤快尽时，淋上猪油、香蕉水盛入盘中即可。

作用：滋养补虚，静心安神。

适宜人群

一般人均可食用。

1. 适宜体质虚弱、失眠多梦者食用。
2. 不适宜糖尿病患者食用。

适用节气

一年四季均可食用，以夏季服用最佳。

健康提醒：蜂密配生姜，有效去除老年斑

人到了老年，都会出现老年斑，让一些爱美的老年朋友烦恼不已，有没有办法让这些“烦恼斑”去除呢？

中医认为老年斑的产生与气血运行不畅有关系，生姜具有发汗解表、温肺止咳、解毒等功效，其辛温发散作用可促进气血运行。现代医学研究发现，生姜里含有的“姜辣素”具有抗氧化作用，可快速清除自由基，抑制体内过氧化脂质的产生，有效防止或减少脂褐素的沉积。

而蜂蜜具有缓急解毒、补中润燥的作用，可促进人体气血的化生，维持气血正常运行。现代医学研究发现，蜂蜜中也含有丰富的维生素C、黄酮类化合物、抗氧化剂等，对自由基有较强“杀伤力”。

不过，需要提醒老年朋友的是，生姜具有发散作用，老年人体质较弱，表虚自汗者不宜久服，否则易耗气伤阴；蜂蜜的补益作用则避免服用生姜后出汗过多，二者形成互补。

生活小窍门：

挑选蜂蜜有绝招

很多老年人都有喝蜂蜜的习惯，但是一到买蜂蜜的时候，就犯难，因为市场上的假蜂蜜往往能以假乱真，如何才能鉴别真假蜂蜜呢？

目前市场上的假蜂蜜主要有三种：一是用白糖加水和硫酸进行熬制，来假冒蜂蜜；二是用饴糖、糖浆等来冒充蜂蜜；三是利用粮食作物加工成的糖浆充当蜂蜜。针对这三种情况，消费者只要掌握以下方法就可以了。

一、看结晶

天然蜂蜜具有结晶的特性，蜜源植物不同，结晶速度不同，结晶状态也不同。好的蜂蜜，如迅速结晶会出现全部结晶，如慢慢结晶通常沉于底部；假蜂蜜基本常年不结晶。但一定要区分，有些蜜源植物的蜂蜜，果糖含量高于葡萄糖，结晶速度缓慢或不结晶。

二、看状态

将一勺蜂蜜放入杯中，再加温热水使之溶化，蜂蜜水呈朦胧状态，静置 3 ~4 小时后无沉淀；假蜂蜜并不具有雾状特征。

三、看回弹力

用勺子挑起蜂蜜，常温下浓度较高的蜂蜜下流蜜液呈柔韧状，并可拉成细丝，且丝头最终回弹有力；而假蜂蜜一滴一滴下落，回弹无力。

四、品尝

真蜂蜜入口细腻，甜润适中；假蜂蜜没有天然花香，要么太甜，要么不甜。真蜂蜜吞咽有稍许刺喉感，假蜜则有不爽感。

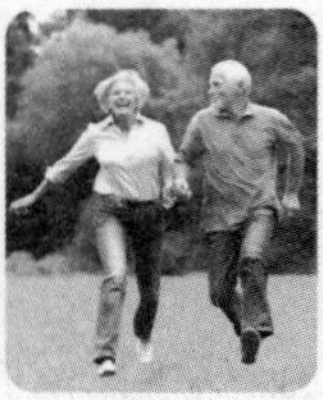

大豆，老年人的健康伴侣

大豆在我国是一种来源丰富的食品。可分为黄豆、青豆、黑豆等，其中以黄豆为主。黄豆因含有丰富的营养，故有“豆中之王”“营养之花”的美称。大豆含有丰富的蛋白质，而且这些蛋白质可与肉、蛋、奶等动物性食品相媲美，所以又有“植物肉”“绿色乳牛”之誉。

食之有方

大豆可用来制作主食、糕点、小吃等。将大豆磨成粉，与米粉掺和后可制作团子及糕饼等，也可作为加工各种豆制品的原料，如豆腐皮、腐竹、豆浆、百叶、豆芽、豆腐等。吃大豆，首先要了解大豆的健康吃法。

一、大豆食物应不忘与米面等谷类食物相配

大豆的蛋白质含量很高，而且是优质蛋白质。但是，机体对蛋白质的需求不是蛋白质本身，而是它的组成成分——氨基酸。氨基酸共有20种，其中有12种人体自身可以合成，另外8种氨基酸则必须从食物中获得，食物中蛋白质的营养价值主要取决于这8种必需氨基酸的比例和含量。豆类蛋白质富含赖氨酸，但缺乏色氨酸，而米、面蛋白质中虽然赖氨酸含量低，但色氨酸含量却很丰富，如果把米面与豆类一起食用，二者无疑会取长补短。

二、大豆必须熟食，不能生食，以消除“抗营养因子”

大豆蛋白虽是优质蛋白，但生大豆常含有多种抗营养因子，不仅影响蛋白质的消化吸收，而且对人体健康有害。主要有蛋白酶抑制素，它对肠胃有刺激作用，影响蛋白质的消化吸收。还有一种能使红血球凝集的凝血素，吃后数小时就能使人中毒，引起头晕头痛、呕吐、腹泻等，吃多了会造成胀胃胀气的不良感觉。因此，吃大豆或豆浆等制品都须烧熟煮透。

三、食用大豆要讲究加工烹调

大豆食品不同的加工食用方法对其蛋白质的消化率产生的影响十分明显，如干炒大豆常因加热不够和大豆的粗纤维细胞壁都会影响大豆蛋白质的消化吸收，一般吸收不超过 50%；煮大豆煮得不熟不烂，消化率也仅有 65%。而将大豆制成豆浆，消化率达到 90%；进一步制成豆花、豆腐、豆腐干等，消化率更高，可达 92%。

另外，大豆通常有一种豆腥味，很多人不喜欢。如在炒黄豆时，滴几滴黄酒，再放入少许盐，这样豆腥味会少得多；或者在炒黄豆之前用凉盐水洗一下，也可达到同样的效果。

饮食禁忌：

大豆食品营养价值高，但并非人人皆宜，患有以下疾病的老年朋友应当不食或者少食。

一、伤寒患者

尽管长期高热的伤寒患者应摄取高热量、高蛋白饮食，但在急性期和恢复期仍不宜饮用豆浆，以免出现腹胀。

二、痛风患者

痛风的发病机理是嘌呤代谢紊乱。该病多由于长期摄入高蛋白、高脂肪引起。食物蛋白质多与核酸结合成核蛋白，其中核酸分解为嘌呤继而分解为尿酸。因此，痛风患者在急性期要禁用含嘌呤多的食物，包括干豆类及豆制品。

三、胃炎患者

急性胃炎和慢性浅表性胃炎患者也不要食用豆制品，以免刺激胃酸分泌，引起胃肠胀气。

四、肾脏病患者

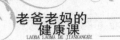

肾炎、肾功能衰竭患者应采用低蛋白饮食，为了保证身体的基本需要，应在限量范围内选用适量含必需氨基酸丰富而含非必需氨基酸低的食品。豆类含非必需氨基酸较高，故应禁食。

五、消化性溃疡患者

严重消化性溃疡患者不要食用蚕豆、黄豆、豆腐丝、豆腐干等豆制品，因为其中嘌呤含量高，有促进胃液分泌的作用，其中的粗纤维还会对胃黏膜造成机械性损伤。

六、糖尿病肾病患者

引起糖尿病患者死亡的主要并发症是糖尿病肾病，当患者有尿素氮潴留时也要采用低蛋白饮食，不宜食用豆制品。

食之有道

"要长寿，吃大豆。"大豆含有丰富营养素，具有高蛋白、高膳食纤维、高钙、高钾等特点，对人体健康非常有益。如将黄豆与排骨共同煮成的黄豆排骨汤有补脑强身的作用。除此之外，大豆的食用方法还有很多，简单介绍如下。

一、青木瓜猪脚汤

用料：猪脚骨高汤4杯，青木瓜1个，黄豆100克。

做法：

1. 青木瓜去皮及籽，洗净、切块；黄豆泡水约3小时，洗净、沥干。

2. 锅中倒入猪脚骨高汤煮滚，放入黄豆煮至八分熟，加入青木瓜煮至熟烂，加入作料调味即可。

作用：运用新鲜青木瓜来炖猪脚，会让猪脚又嫩又好吃；木瓜所含的木瓜酵素可以帮助蛋白质分解，帮助消化。

适宜人群

一般人均可食用。

消化不良的老年朋友特别适宜。

适用节气

青木瓜一般夏秋两季都有，比较适合夏秋季节食用。

二、猪手煲黄豆

用料：猪手、黄豆、玉竹、枸杞、怀山药、人参、高汤各适量。

做法：

1. 先将黄豆泡软；猪手洗净去毛，切成三角块；玉竹片好。

2. 再将泡软的黄豆与切好的猪手加玉竹、枸杞、怀山、人参一起煲制，熬至汤浓即可。

作用：能去除毒素及不洁体液，对肾脏排毒有相当功效。

适宜人群

一般人均可食用。

对肾脏不太好的老年朋友特别适宜。

适用节气

秋季是大豆收获的季节，所以比较适合秋天食用。

三、荠菜豆腐羹

用料：水面筋 50 克，嫩豆腐 500 克，荠菜 150 克，胡萝卜、熟笋、水发香菇各 30 克，素鲜汤、味精、生姜末儿、植物油、湿淀粉、精盐、麻油各适量。

做法：

1. 把嫩豆腐切成丁；香菇去蒂，洗净，切成丁；胡萝卜洗净，焯熟后切成丁；荠菜去杂，洗净，切成末儿；熟笋、面筋切成丁。

2. 炒锅下油，烧到七成热，加入精盐、素鲜汤、嫩豆腐丁、香菇丁、胡萝卜丁、荠菜末儿、熟笋丁、面筋丁，撒入味精、生姜末儿烧沸，用湿淀粉勾芡，浇麻油，出锅。

作用：清热解毒，降压明目。

适宜人群

一般人均可食用。

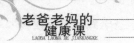

对消化性溃疡、高血压、眼底出血、痔疮出血、慢性气管炎患者均有疗效。

适用节气

野菜一般适合在春季食用，所以，春季是最适合食用荠菜豆腐羹的。

四、四喜黄豆

用料：黄豆150克，青豆粒10克，红萝卜、芡实、瘦肉各10克，花生油20克，盐10克，味精12克，白糖5克，湿生粉适量。

做法：

1. 瘦肉切粒，红萝卜去皮切粒，黄豆先用清水泡透，煮熟待用。
2. 瘦肉加少许盐、味精、湿生粉腌好，烧锅下油，加入瘦肉粒炒熟。
3. 然后加入黄豆、青豆粒、红萝卜粒、芡实，调入盐、味精、白糖炒透，加入湿生粉勾芡即成。

作用：色泽鲜亮，诱人食欲，清香爽口。

适宜人群

一般人均可食用。

适用节气

秋季食用最好。

健康提醒：想长寿，多吃豆

黄豆营养十分丰富，它兼粮、油二者之长，其蛋白质含量高达40%以上，是玉米、大米的4～5倍，且含有人体必需的8种氨基酸。黄豆脂肪含量高达20%，碳水化合物为25%。此外，还含有维生素A、B、D、E和钙、磷、铁等重要营养成分。

黄豆有降低胆固醇的作用，又是代乳品的主要成分，所以患糖尿病、高血压、动脉硬化及冠心病的人，常吃些黄豆，对稳定病情、减轻症状十分有益。黄豆中所含的铁，每100克含铁高达11毫克，而且易被人体吸收，成人每天有 10 毫克的铁，即可满足自身生理需要，所以缺铁性贫血的病人常吃黄豆非常有益。每 100 克黄豆含钙 362 毫克、磷 571 毫克，常吃黄豆对预防老年人骨质疏松、缺钙症非常适宜。

据医学记载，黄豆有“宽胸下气、利大肠、消肿毒、捣烂涂疮”之作用。古今在民间用黄豆及其制品治疗疾病的单方、验方很多。如用黄豆 30 粒、花椒 60 颗，水煎服可治因食生冷食物所引起的胃疼；用黄豆一把、葱白 3 根、白萝卜 3 片，水煎热服，可治感冒；治支气管哮喘，用豆腐 500 克、麦芽糖 100 克、生萝卜汁 1 杯，混合煮沸，每日 2 次分食，1 ~2 周见效。

因此，在生活中，常吃些黄豆及豆制品，对自己的健康与长寿是大有裨益的。

生活小窍门：

大豆挑选有绝招

大豆根据其种皮颜色和粒形可分为黄大豆、青大豆、黑大豆、其他大豆和饲料豆 5 类。主要从以下几个方面来挑选：

一、看色泽

具有该品种固有的色泽，如黄豆为黄色、黑豆为黑色等。鲜艳有光泽的是好大豆；若色泽暗淡，则为劣质大豆。

二、闻香味

优质大豆具有正常的香气和口味，有酸味或霉味者质量次之。

三、看质地

颗粒饱满且整齐均匀，无破瓣、无缺损、无虫害、无霉变、无挂丝的为好大豆；颗粒瘦瘪、不完整、大小不一、有破瓣、有虫蛀、霉变的为劣质大豆。

四、辨湿度

牙咬豆粒，发音清脆成碎粒，说明大豆干燥；若发音不声脆，则说明大豆潮湿。

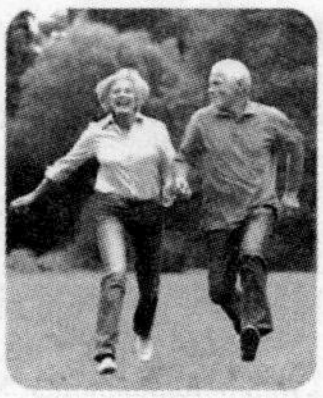

老人不妨多吃红薯

红薯营养丰富均衡，含有膳食纤维、胡萝卜素，维生素 A、B、C、E 及钾、铁、铜、硒、钙等，是世界卫生组织评选出来的“十大最佳蔬菜”的冠军。

食之有方

吃红薯要讲科学，否则吃后难以消化，还会出现腹胀、烧心、打嗝、返酸、排气等不适感。通常红薯的健康吃法要注意以下几个方面：

一、不要单吃

单吃红薯的话，由于蛋白质含量较低，会导致营养摄入不均衡。所以，将红薯切成块，和大米一起熬成粥，是科学的。蒸煮红薯时，水中稍微放些碱，或放在盐水中浸泡 10 分钟后再蒸煮。蒸煮时间应在 20 分钟以上，以减少氧化酶，这样就不会引起腹胀。

二、适量吃

红薯里含有一种“气化酶”和粗纤维，吃多了容易在人的胃肠道内产生大量的二氧化碳，引起腹胀、打嗝、吐酸水等不适。这是不少人对红薯“敬而远之”的原因。每次吃 200 克左右的红薯一般不会有排气尴尬。和米、面搭配着吃，并配以咸菜或喝点儿菜汤，也可避免不适。

三、不要中午吃

红薯缺少蛋白质和脂质，因此要搭配蔬菜、水果及蛋白质食物一起吃，才不会营养失衡。我们吃完红薯后，其中所含的钙质需要在人体内经过 4 ~5 小时进行吸收，而下午的日光照射正好可以促进钙的吸收。这种情况下，在午餐时吃红薯，钙质可以在晚餐前全部被吸收，不会影响晚餐时其他食物中钙的吸收。

四、红薯不要与柿子同吃

红薯和柿子不宜在短时间内同时食用，如果是食量多的情况，应该至少相隔 5 个小时以上。如果同时食用，红薯中的糖分在胃内发酵，会使胃酸分泌增多，和柿子中的鞣质、果胶反应发生沉淀凝聚，产生硬块，量多严重时可使肠胃出血或造成胃溃疡。

近年在日本、欧美等国家和地区掀起一股“红薯叶热”。红薯叶含有一种独特的胶黏蛋白，富含各种维生素，能够增强人体细胞的活力，提高免疫力。红薯叶是红薯成熟后地上秧茎顶端的嫩叶。亚洲蔬菜研究中心已将红薯叶列为高营养蔬菜品种，称其为“蔬菜皇后”。

饮食禁忌：

红薯虽好，但不宜多食。有些人是不适合吃红薯的。

一、腹泻的患者

红薯进入肠胃后，可刺激胃酸分泌，产生二氧化碳气体，引起腹胀、打嗝。

二、糖尿病和肾脏病患者

因为红薯的淀粉含量很高，而淀粉经消化后会转化为葡萄糖，对糖尿病人不利；红薯的高钾成分也不利于肾脏病患者，所以食用一定要有所节制。

三、肠胃不好的人

肠胃不好，因吃了红薯后可加重症状。吃红薯时，同时吃一些咸菜，这样可减少胃酸，减轻肠胃的不适感。

另外，红薯的糖分多，身体一时吸收不完，剩余部分停留在肠道里容易发酵，使腹部不适。中医认为，湿阻脾胃、气滞食积者应慎食红薯。

食之有道

红薯生食脆甜，可代替水果；熟食甘软，吃在嘴里，甜在心头。红薯做菜，越吃越爱。红薯既可做主食，又可当蔬菜，蒸、煮、煎、炸，吃法众多，一经巧手烹饪，也能成为席上佳肴。

一、红薯菜饭

用料：红薯 250 克，香米 150 克，油菜 80 克，虾干 10 克，姜 2 片、鸡汤、油、盐各适量。

做法：

1. 将香米洗净沥干水待用；油菜洗净，用手撕成小块；红薯洗净去皮，切小块。

2. 用温水将虾干发胀，沥干水分剁成末儿；姜也剁成姜末儿；烧锅放油，等油烧热后放入虾干末儿和姜末儿炒香。

3. 然后放入香米同炒，直到炒为透明状；放入油菜炒软，再加入适量盐炒匀；加入鸡汤，刚没过米饭既可。

4. 将红薯块放在米饭上，加盖改用小火焖至水干红薯熟即可。

作用：有菜有饭还有粗粮，营养健康又美味。通便，治疗老年便秘，养胃调肠。

适宜人群

一般人均可食用。

适用节气

一年四季均可食用，秋冬季节食用更好。

二、薯香麦片

用料：红薯，玉米片，白糖。

做法：

1. 将红薯去皮，切成均匀的3厘米的小丁，将切好的红薯块用水焯一下；焯后的红薯好炸，焯大概3分钟的时间，就能捞出了。

2. 将捞出的红薯用干淀粉拍一下，这样就能保持原材料的营养，又能保持水分不流失。然后就开始炸了。锅里的油至三四成热的时候，将红薯放入，约三四分钟后捞出，控油。

3. 锅里放入少许水，再放入150克左右的白糖后，顺时针搅动，将糖熬制起泡后约3~7秒。

4. 倒入主材料，翻炒均匀，便于糖更好地裹在红薯上；将炸好的玉米片均匀地撒在炸好的原材料表面，作为粗粮的玉米片不仅口感好，营养价值更高。这样这道菜的整个过程已经完成，装盘即可。

作用：炸熟的红薯比生吃更有味道，既不像蒸熟的，也不像烤软的，香甜的味道都出来了。对喜欢吃甜食的老年朋友来说，绝对是不错的选择。通便，治疗老年便秘，养胃调肠。

适宜人群

一般人均可食用。

适用节气

一年四季均可食用，秋冬季节食用更好。

三、冰天雪地

用料：红薯，冰激凌，巧克力酱，面包糠。

做法：

1. 红薯切片，用保鲜膜包好，隔水蒸40分钟，用竹网晾晒4~5小时，不要在太阳底下晒。

2. 用保鲜膜包好，放到玻璃杯中，也可以用别的容器；打开保鲜膜，在红薯中间挖个洞，拿出冰激凌，把冰激凌加到挖好的洞里。

3. 反扣在盘子上，用巧克力酱淋在红薯上，撒点儿面包糠，不撒也可以。

作用：清凉，是夏季的一道降暑食品。通便，治疗老年便秘，养胃调肠。

适宜人群

一般人均可食用。

适用节气

一年四季均可食用，夏季食用更好。

四、葱油薯块

用料：红薯500克，大葱30克，植物油40克，胡椒粉1克，盐2克，香油5克，味精1克。

做法：

1. 将红薯洗净，削去皮，切成2厘米见方的块。大葱去根和老叶，洗净，切末儿。

2. 将炒锅置大火上烧热，倒入植物油，待油热后先放入葱末儿，炒出香味时放入红薯块翻炒数分钟，加入精盐炒匀；将红薯块拨到锅周围，加少许水于锅底，盖上锅盖，改用小火烧至红薯酥烂，加入味精和香油和匀，盛入盘中，撒上胡椒粉即可上桌供食。

作用：葱香浓郁，操作简单，适合居家的饮食。通便，治疗老年便秘，养胃调肠。

适宜人群

一般人均可食用。

适用节气

一年四季均可食用，秋冬季节食用更好。

五、红薯蒸排骨

用料：红薯500克，香菇100克，排骨500克，盐、黄酒、淀粉、胡椒粉、花椒油、生抽各适量。

做法：

1. 排骨洗净，捞出沥干水分；将盐、黄酒、淀粉、胡椒粉、花椒油、生抽、老抽放入沥干后排骨中腌制30分钟。

2. 干香菇用清水泡开，去蒂洗净放入大碗底部；在碗内壁周围，码上竖着的排骨段。

3. 红薯去皮切丁，填在排骨中间；上锅蒸40分钟后，取出大碗，用盘子扣在碗口，倒过来即可。

作用：养颜，通便，治疗老年便秘，养胃调肠。

适宜人群

一般人均可食用。

适用节气

一年四季均可食用，秋冬季节食用更好。

健康提醒：多吃红薯好处多

红薯营养非常丰富，含有大量的糖、蛋白质、脂肪和各种维生素与矿物质，还有胡萝卜素和维生素C。

最新研究还发现，红薯中含有抑制癌细胞生长的抗癌物质。专家们在实验中发现，浓缩四倍的白薯汁，对癌细胞增殖的抑制作用比普通白薯汁要强五分之一左右。还发现红薯制作淀粉后的残渣中含有抑制癌细胞增殖的物质，日常食用的红薯中也含有这种抑制癌的物质。

另外，红薯还具有多种药用功效。红薯中含有丰富的钾，能有效防止高血压的发生和预防中风等心血管疾病，红薯含有的乳白色浆液能起到通便、活血与抑制肌肉痉挛的作用。将鲜红薯捣烂，挤汁涂搽，便可治疗湿疹、蜈蚣咬伤、带状疱疹等疾患。

红薯含有一种特殊性能的维生素C和维生素E，只有红薯中所含的维生素C和维生素E，才会有在高温条件下也不被破坏的特殊性能。其中维生素C能明显增强人体对感冒等数种病毒的抵抗力，而维生素E则能促进性欲，延缓衰老。

生活小窍门：

红薯挑选“三部曲”

下面，让我们一起快乐地挑选可口的红薯吧！

首先，看红薯的外皮。

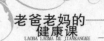

这点是非常关键的，在挑选时看到外皮有黑斑的就一定不要选它了，因为这种红薯做熟了有怪味。应该选那种表皮没有斑，而且没有外伤的，因为有外伤的容易坏。

其次，看红薯的颜色。

我们都知道，红薯有两种，一种是白皮的，一种是红皮的，而我们在选购时应挑选红皮的，因为白皮的红心红薯多，不太甜，红皮的甜糯。

最后，看红薯的外形。

看到一篮子红薯的时候，你千万不要因为形状好看就去挑那种圆滚滚的，而是应该多挑那种长条形的，因为长条形的味道好些。

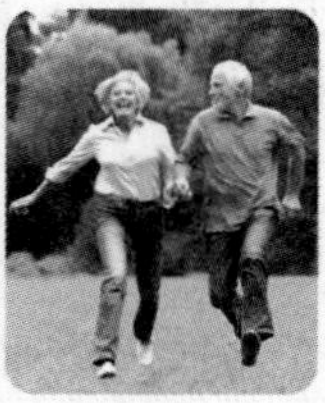

老年便秘的饮食治疗

俗话说，“若要长生，肠中常清；若要不死，肠中无屎。”便秘不算大病，但给老年朋友带来较大的痛苦。不少老年朋友会发出这样的感叹：“若不是便秘困扰，我的日子就好过多了。”老年便秘已成为影响老年人生活质量的一个不可忽视的问题。

便秘危害多

老年性便秘的原因很多，如营养不良、全身衰弱、胃肠功能紊乱及遗传因素等，且尚有些原因不甚明了，但造成的危害却不少。现在将其危害列出来，以引起老年朋友们的重视。

一、影响大脑功能

便秘时代谢产物久滞于消化道，细菌的作用产生大量有害物质，如甲烷、酚、氨等，这些物质部分扩散进入中枢神经系统，干扰大脑功能，突出表现是老年人的记忆力下降、注意力分散、思维迟钝等。

二、引起肛肠疾患

便秘时，排便困难，粪便干燥，可直接引起或加强肛门直肠疾患。如直肠炎、肛裂、痔等。

三、诱发心、脑血管疾病

临床上有因便秘而用力增加腹压，屏气使劲排便造成的心、脑血管疾病发作的病例。如诱发心绞痛，心肌梗死发作，中风、脑溢血、猝死等。

四、形成粪便溃疡

较硬的粪块压迫肠腔使肠腔狭窄及盆腔周围结构，阻碍了结肠扩张，使直肠或结肠受压而形成粪便溃疡，严重者可引起肠穿孔。

五、胃肠神经功能紊乱

便秘时，粪便潴留，有害物质吸收可引起胃肠神经功能紊乱而致食欲不振、腹部胀满、嗳气、口苦、肛门排气多等表现。

六、引起性生活障碍

这是由于每次长时间用力排便，使直肠疲劳，肛门收缩过紧及盆腔底部痉挛性收缩的缘故，以致不射精或性欲减退，性生活没有高潮，等等。

便秘的饮食原则

便秘是老年人常见病症之一，及时治疗便秘，对保持晚年的健康和延年益寿具有重要的意义。饮食自我疗法适合于老年便秘者。老年由于生、病理的特点以及一些饮食习惯容易发生习惯性便秘，因此需要注意以下饮食原则：

一、调节饮食结构

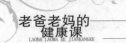

每日食用适量的流质，包括牛奶、豆浆、果汁、蜂蜜等。补充植物油不仅可以滋润肠道，同时还可以促进肠道蠕动。适量食用一些产气食物以刺激肠道蠕动。禁食一些具有收敛作用的食物，如柿子、山药等，以避免排便困难。

二、补充水分

清晨必须空腹饮一杯水，并且在一日内定时定量饮水，一般饮水量为6~8杯/日。

三、补充纤维素

饮食中应该有一定比例的粗杂粮和蔬菜与水果，以增加机体内的纤维素含量来促进肠道蠕动，并且提高巨噬细胞吞噬有毒物质的能力。

除了上述饮食原则外，老年便秘还可补充糙米、水果、根茎食物、益生菌及油脂类食物。

一、经常食用糙米

部分保留米糠的全米，有丰富的纤维，也有吸水、吸脂作用及充分的饱足感，能整肠利便。营养师建议，早餐可吃糙米稀饭，或将之打成糙米浆饮用。

二、经常食用苹果

苹果含有丰富的水溶性食物纤维——果胶。果胶有保护肠壁、活化肠内有用的细菌、调整胃肠功能的作用，所以它能够有效地清理肠道，预防便秘。

三、经常食用熟香蕉

香蕉含有丰富的膳食纤维和糖分，具有很好的润肠通便功能。不过，专家表示，这种作用只有熟透的香蕉才具有，生香蕉可能会起到反作用。

四、经常食用核桃

核桃仁含脂粉、蛋白质、碳水化合物、磷、铁、β-胡萝卜素、核黄素等，除了润肠通便外，还有补肾固精、温肺定喘之功效，可治疗肾虚喘嗽、腰痛脚弱、阳痿遗精、小便频数、大便燥结等。长期服用，疗效更佳，且无副作用。患有便秘的老年人不妨一试。

五、经常食用茎类食物

老年人平日一餐可吃约200克的根茎类食物，如地瓜、马铃薯、芋头等，有助于排便通畅。需要注意的是，地瓜属于产气类食物，腹部常有胀气现象的人最好避免食用，以免感到不适。

六、经常食用益生菌乳酸类饮料

益生菌乳酸类饮料，含有乳酸菌，不仅保有牛奶的营养成分，而且比牛奶更容易消化，有助于抑制肠内坏菌，起保护肠道的作用。

另外，老年人应适当地参加体育运动，特别是要进行腹肌锻炼，以便增强腹部肌肉的力量和促进肠蠕动，提高排便能力。对于因病长期卧床的老年人，家人可帮助做腹部按摩，由右上腹向左下腹轻轻推按，以促进其肠道蠕动。

食之有道

老年人必须重视便秘，一旦得了便秘，要及时治疗，以免由此引发各种意外。除此之外，老年人还可以通过饮食来调理。下面推荐几款食疗法，老年人可以学着做。

一、红枣炖狗肉

用料：狗肉250克，黑豆50克，淮山10克，红枣6颗，陈皮1小块，生姜2片，绍酒2茶匙。

做法：

1. 狗肉洗净，切成中块，锅内放油将狗肉炒香。黑豆、红枣、陈皮用温水浸透，红枣去核，陈皮刮去内瓤。

2. 将所有用料放进炖盅，加沸水1碗半，把炖盅盖上，隔水炖之。

3. 待锅内的水烧开后，用中火炖150～180分钟。

4. 将渣捞出，放进少许熟油、食盐和味精。

作用：固本提阳，生气补肾。

适宜人群

阳虚便秘者。阳虚除具有一般气虚症状外，兼有怕冷、四肢不易温暖、小便清长等症状。

适用节气

一年四季均可食用，夏季尤佳。

二、红枣粥

用料：首乌、粳米各60克，红枣10颗（去核）。

做法：

将首乌、粳米、红枣洗净放入锅内，加清水适量，武火煮沸后，文火煲成粥，放入红糖煲沸即成。

作用：补气血、益肝肾、黑须发、养容颜，适用于面色无华、未老先衰、肌肤干、形容憔悴、颜发早白者食用。

适宜人群

适宜血虚便秘者食用，血虚指头昏眼花、心慌心跳、失眠多梦、手足发麻、唇甲变淡等。

适用节气

一年四季均可食用，夏季尤佳。

三、粳米粥

用料：百合300克，糯米50克，冰糖适量。

做法：

1. 先把适量的水在砂锅里烧开。

2. 倒入100克粳米，等锅开以后用小火熬将近一个小时。

3. 倒入500克牛奶，再烧几分钟，直到与粥完全相溶即可。（等粥已经黏稠快要熬好时加入牛奶，请注意牛奶一定不能过早地加入，否则会破坏营养成分。）

4. 然后根据自己的口味，可以加白糖，也可以加红糖。

作用：润肺止咳，宁心安神。

适宜人群

适用于气虚便秘者食用，气虚指疲倦无力、精神不好、不想说话、气短、出汗较多。

适用节气

一年四季均可食用，夏季尤佳。

四、红薯粥

用料：红心红薯250克，配料为葱丝、小海米、冰糖及蜂蜜各适量，作料为精食盐、酱油、荤油各适量。

做法：

1. 先将红薯洗净去皮，切去两头，再切成约1厘米粗的寸条。

2. 在锅里加上200克清水，放入冰糖并熬化，然后放入红薯和蜂蜜。

3. 烧开后，先弃去浮沫，然后用小火焖熟。

4. 待汤汁黏稠时，先夹出红薯条摆在盘内呈花朵状，再浇上原汁即可食用。

作用：红薯中含粗纤维较多，可促进肠道蠕动，缩短食物通过肠道的时间；加之蜂蜜有润肠作用，因此有利于排便。

适宜人群

适用于维生素A缺乏症、夜盲症、大便带血、便秘、湿热黄疸等症者食用。

适用节气

一年四季均可食用，秋季尤佳。

健康提醒：便秘自己按摩法

便秘是危害中、老年朋友健康甚至生命安全的一个潜藏杀手。所以，我们应该在日常生活中加强对便秘的预防和治疗。老年朋友不妨用自己的双手，坚持以下自我按摩法，相信能起到通便的作用。

一、按摩腹部

仰卧于床上，用右手或双手叠加按于腹部，按顺时针做环形而有节律的抚摸，力量适度，动作流畅，约5分钟。

二、按揉天枢穴

仰卧于床上，用中指指腹放在同侧的天枢穴上，中指适当用力，顺时针按揉1分钟。

三、掌揉中脘穴

仰卧于床上，左手的掌心紧贴于中脘穴上，将右手掌心重叠在左手背上，适当用力按揉1分钟。

四、按揉关元穴

仰卧于床上，用一手中指指腹放在关元穴上，适当用力按揉1分钟。

五、按揉合谷穴

以一侧拇指指腹按住合谷穴，轻轻揉动，以酸胀感为宜，每侧1分钟，共2分钟。合谷穴是全身四大保健穴之一，也是清热止痛的良穴，可以有效缓解因便秘造成的头晕、饮食不振、情绪烦躁、黄褐斑、痤疮和腹痛等症。

六、按揉支沟穴

以一侧拇指指腹按住支沟穴，轻轻揉动，以酸胀感为宜，每侧1分钟，共2分钟。支沟穴是治疗便秘的特效穴。

七、按揉足三里穴

坐于床上，两膝关节自然伸直，用拇指指腹按在同侧的足三里穴上，适当用力按揉1分钟，感觉酸胀为度。

以上的自我按摩法能调理肠胃功能，增强体质，尤其适于慢性便秘的老年朋友。注意手法应轻快、灵活，以腹部按摩为主，坚持早晚各按摩一遍。

生活小窍门：

预防便秘的小窍门

对于大便干燥、排便时间间隔延长的老年朋友，坚持每天早晨喝一杯糖盐水，可以清热解毒、润肠通便；或早晨喝一杯淡盐水，晚上喝一杯蜂蜜水，同样可以防治便秘。数天大便仍不解者，临时冲服一杯稍浓的冰糖水，有时可立竿见影，迅速通便。一定注意，高血压、肾脏病、糖尿病患者忌用。

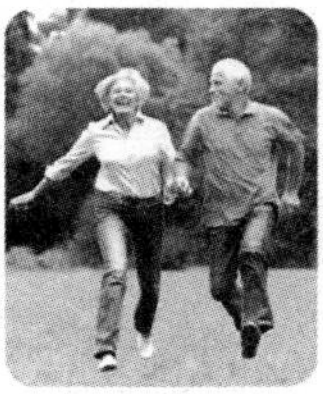

夜尿过频的食疗法

以前人们普遍以为人年龄大了，起夜次数多是正常现象。其实，情况并非这么简单，夜尿过频往往是疾病的先兆。夜尿过频给人们带来的危害不容小觑，老年朋友尤其要注意。

夜尿过频危害多

中医认为，肾主藏精、主水、主纳气，开窍于耳及前后二阴，能升清降浊，是人体的大闸门，与膀胱共同协调水液代谢平衡。夜尿过频主要与脾虚气弱及血行瘀滞有关。西医理论则认为是由于患者肾小管功能受损，浓缩能力减退、吸收水分减少、肾小动脉硬化等，也是衰老的标志之一。

夜尿过频导致睡眠中断，睡眠质量差，人们容易产生焦虑心理，血压增高。频繁的夜尿伴发失眠，以致白天过度疲乏、认知减退、情绪改变和免疫力低下。

国外的一项研究表明，夜尿次数增多将增加老年人生活上发生意外的可能性。看看周围骨折的老年人，不少就是由于夜晚如厕不慎跌倒所致。而且由于长期睡眠不佳，老年人容易情绪失控，重者可致抑郁症。对于大多数老年男性来说，夜尿过频往往提示患有前列腺增生。

夜尿过频的饮食原则

夜尿次数多是老年人的一种常见症状。夜尿增多主要是因为肝肾有亏，脏器功能减退。还有许多疾病也可引起夜间尿量增多。由于肾动脉硬化，肾脏血液供应不足，使得肾脏稀释浓缩功能逐渐减退，尿量就会增多，尤以夜尿量增多最为突出。

在此提醒夜尿多的老年人，最好“节水”。因为，睡觉时人体会散发出大量的水分，而水分不足、血液浓缩是造成脑血栓的重要原因之一。夜尿多的老人可以适当减少一些水量，或者夜尿两三次后，少量补充一些水分，不要让身体发生“干旱”。

夜尿过频的老人，可喝淡盐开水、低浓度糖水，不要大量饮用高热量饮料，以防热量摄取过多引起体重急剧增加。适当控制食盐的摄取量，以利于肾脏保持水分。

夜尿过频的老人，体内失钾较多，应补充含钾丰富的食物，如香菇、白菜、豆类、花生、核桃、西瓜、香蕉等。慎用生冷寒凉滑利的果蔬，尤其是晚餐应当避免冬瓜、白菜、通心菜、丝瓜、节瓜、白菜干及其汤品，少吃易于惹湿或消食下气的白萝卜之类，少用雪梨、香蕉等果品。

食之有道

老年朋友出现夜尿过频比较多，而这既影响睡眠，又可能着凉引起疾病。采用食疗方法治疗功能性夜尿过频，有较好的效果，可以每周轮流做做以下几道菜。

一、韭菜炒鲜虾

用料：草虾 240 克，韭菜 150 克，植物油 15 克，味精 1 克，盐 2 克。

做法：

1. 将韭菜切成3厘米长的段。

2. 将鲜虾去壳，洗净。

3. 将锅烧热，放入油，待油泡化尽，即倒入韭菜、鲜虾反复翻炒，撒入味精、食盐，炒匀即起锅。

作用：肾阳亏所致遗精、早泄、阳痿、遗尿。

适宜人群

一般人均可食用，特别是夜尿过频的老年人。

阴虚内热或患疮疡、目疾的病人不宜食用。

适用节气

韭菜有"春天第一菜的"美誉，所以，清明节前后食用最佳。

二、大蒜羊肉

用料：羊肉（瘦）250克，大蒜（白皮）15克，酱油2克，精盐、辣椒油各适量。

做法：

1. 将羊肉洗净，煮熟，切片。

2. 大蒜捣烂，与羊肉同放大盘内，加适量辣椒油、酱油、精盐等拌匀。

作用：暖腰膝，补肾气。民间用以治疗肾虚阳痿、夜尿过频等症。

适宜人群

一般人均可食用，阴虚火旺的人也可以吃一些。

适用节气

大蒜根据种植的季节不同，有春蒜和秋蒜。春蒜外皮呈紫色，又称紫皮蒜，蒜瓣少而大，辣味浓，最适于生食或做调味用。所以，大蒜羊肉适合春季食用。

三、三味猪肠

用料：猪大肠300克，绿豆100克，糯米、冬菇（鲜）各50克，盐3克。

做法：

1. 绿豆、糯米冲洗干净后，再以清水浸泡3小时，冬菇冲洗干净并切成细粒状。

2. 将猪大肠冲洗干净，糯米、绿豆、冬菇粒一起搅拌均匀，放入适量盐调味。

3. 放入猪大肠中，切记不要装得太满，同时需留下少许水在其中，用线扎紧大肠两端。

4. 将猪大肠倒入锅中，加入适量的清水煮 2 小时，再取出切成厚片，可根据喜好自行调味。

作用：补中益气，润肠。

适宜人群

一般人均可食用，特别适用于夜尿过频的老年人。

适用节气

一年四季均可食用。

四、槐花猪大肠

用料：猪大肠 250 克，槐花 16 克，料酒 10 克，盐 3 克。

做法：

1. 将猪大肠翻洗干净，槐花纳入猪肠内扎紧备用。

2. 在砂锅里加适量清水，放入处理好的猪大肠煮至熟烂。

3. 加盐和料酒，煮片刻即可食用。

作用：清大肠湿热，润肠。

适宜人群

一般人均可食用，特别适用于痔疮出血脱肛者、夜尿过频的老年人。

适用节气

一年四季均可食用。

健康提醒：山药治疗夜尿过频

中医认为，山药具有补脾养胃、补肺益肾的功效，可用于治疗脾虚久泻、慢性肠炎、肺虚咳喘、遗精、遗尿等症。

遗精、尿频都是肾虚所致，山药补脾的同时还能补肾，提前吃点儿山药，可以防患于未然，对冬季易加重的上述疾病大有好处。吃法简单，不拘量，可常服之。

另外，山药能生津润燥，有滋养皮肤、毛发的功效，故有美容作用。秋冬季皮肤极易干燥，使人毛发枯槁、容颜失华，多吃山药能润泽皮肤和毛发。

生活小窍门：

憋尿的危害

有的老人晚上不愿意起来撒尿，总是要憋得实在不行才肯去，尤其是在寒冷的冬季更是如此。长期憋尿会带来许多危害：

一、损伤膀胱功能

经常有意识地憋尿，会使神经功能发生紊乱，使膀胱逼尿肌张力减弱，导致排尿发生困难，引发尿潴留。若小便经常不及时排出，不仅会导致膀胱括约肌松弛，出现功能失调，还极容易诱发尿失禁。

二、引发尿路感染

尿液长时间滞留体内，有细菌的尿液不能及时排出，就易诱发膀胱炎；若细菌上溯便会引起尿道炎，甚至影响肾脏功能。

三、诱发膀胱癌

尿液经常长时间停留膀胱，其中有毒有害物质长期刺激膀胱黏膜上皮细胞，因而有可能诱发膀胱癌。研究表明，排尿次数越少，患膀胱癌的危险性越大；有憋尿习惯的人，患癌概率比一般人增加3～5倍。

此外，憋尿还易引发心血管疾患。有关专家提醒老年朋友，夜尿多，也一定要及时排尿，尽量避免长时间憋尿。